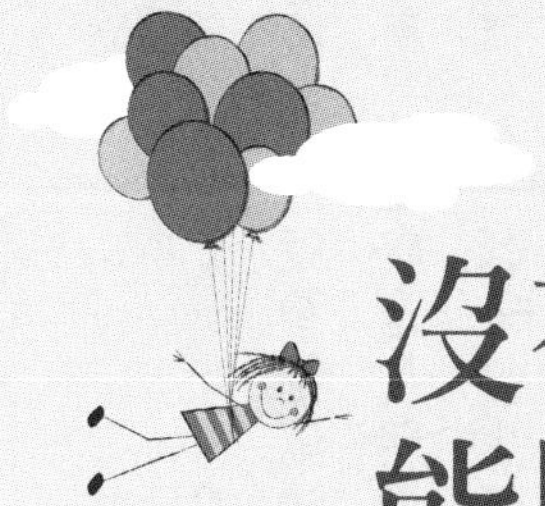

沒有任何事，
能阻止我
享受生命的美好

林虹汝—著

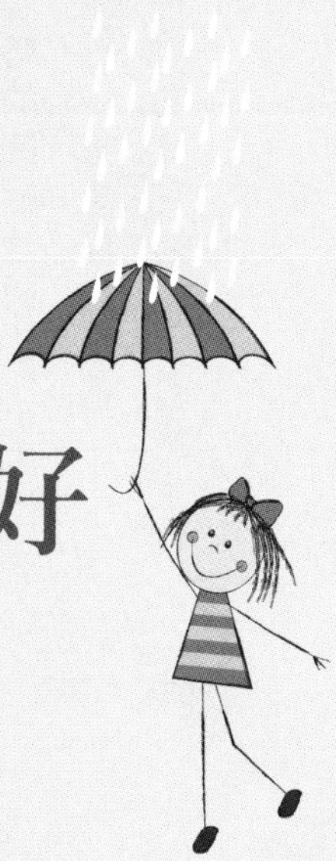

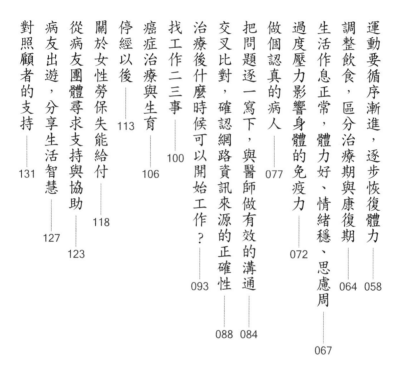

Part 2

癌症學校教我的事

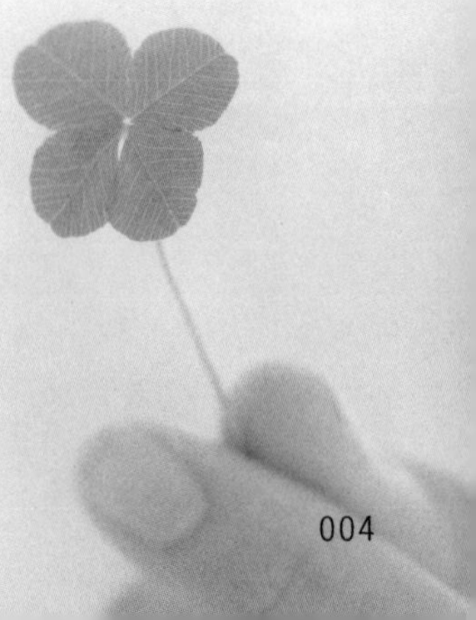

Part 3 築夢踏實

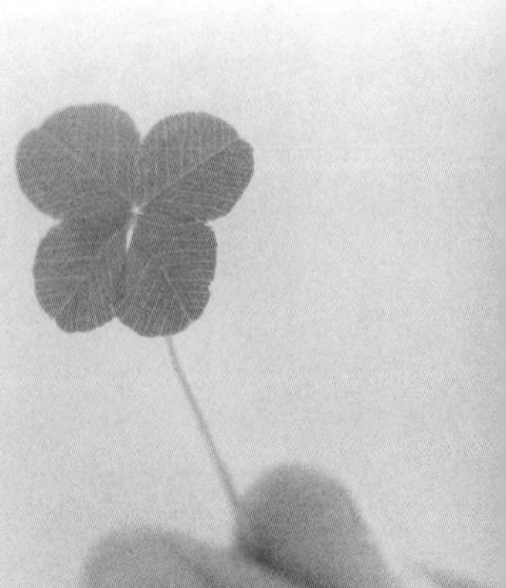

推薦語

癌症，對現代人而言，愈來愈不是絕症，但前提必須是能善用當代醫療。作者歷經罹癌、治療後復發而須接受骨髓移植，她在這過程中的調適與不斷的學習，可說是癌症存活學的活教材。

陳為堅
國立臺灣大學公共衛生學院院長、
流行病學與預防醫學研究所特聘教授

〔專文推薦〕◎王正旭

行經繁花似錦的道路

我總是好奇的想：如果虹汝沒有罹患何杰金氏淋巴瘤，她會是什麼樣的一個人呢？

是會和她的父親一樣從政？

還是發揮社會學的專長，挖掘社會問題，仗義執言，博得鄰里好名聲？

或是化身成社運健將，引領議題，改造社會不公義？

也許在學術殿堂，率領社團，孵育更多關心社會發展的尖兵？

當然也可能隱身在非營利組織團體，不斷地為弱勢族群發聲，協助開展公益。

但是經由一場癌病和透過所有的診療歷程，讓虹汝展現了令人讚佩的所有生命特質，而這些足以激勵所有癌友的淬煉，完整的載錄在《沒有任何事，能阻止我享受生命的美好》這本新書中，非常值得大家細細品味。

罹癌過程是辛苦的，癌症學校課業是不輕鬆的。可是在虹汝筆下，透過心情的轉換，以及在家人和醫療團隊用心照護下，彷彿不經意的行經一段繁花似錦的道路，處處充滿驚奇，也令人感受到生命的神奇奧妙與不可思議。

謝謝虹汝在這本新書提到很多重要的癌症診療議題，包括年輕女性癌友生殖議題，如何善用網路資訊保護自己，還有做好生活規畫及保持良好體力等，相信這些都是癌友們迫切需要的知識，也希望照護癌症的醫療團隊能透過本書，引領病人平安走過這段辛苦歷程。

更謝謝虹汝在癌症希望基金會服務期間對癌友全心的付出，進而投入癌症相關重要社會議題的準備工作。目前，虹汝為了厚植未來更巨大的服務能量，毅然再次投入學習行列，埋首於高深學理的探索。同時，又精力充沛的完成了這本新書，真是令人讚嘆。而我很幸運能先睹為快，也樂意撰文分享閱讀本書的喜悅。

（本文作者為癌症希望基金會董事長、基隆長庚醫院血液腫瘤科主任、長庚紀念醫院內科學教授）

〔專文推薦〕◎洪泰雄

健康是一種長期投資，絕對不會虧本的事業

日前原水出版社邀請我為抗癌成功的林虹汝小姐所寫的第二本書：《沒有任何事，能阻止我享受生命的美好》寫序，我不假思索一口答應。

林虹汝小姐二十歲罹癌，歷經抗癌、復發、再抗癌，她成功的戰勝癌症，其毅力及精神實在令人感佩，也讓我想起了幾位抗癌成功的人士，例如台灣大學數學系已退休的黃武雄教授患了肝癌而抗癌成功，台大醫學院李豐教授患了淋巴癌，用善待細胞的方式而與癌症和平共處，李秋涼護理師多重癌症、陳月卿女士的丈夫蘇起患有肝癌，均用全蔬果精力湯而遠離了癌症的

侵襲。這裡告訴我們一件事實，癌症不可怕，怕的是失去信心，若能正確就醫，並輔以優質的食療法，相信是可以戰勝它的。

人有六十兆細胞，我們每天要更換相當於體重百分之五的組織：例如味覺細胞每七天更新一次，小腸的腸壁細胞則是一到三天更新一次，每一個月所有的皮膚細胞都要重新換過，紅血球則是每一百二十天翻新一次。現在的你已經不是兩個月前的你了，雖然你的身體看起來一樣，外表也看不出有任何變化，但是組成器官和組織的物質經常在變化。我們常把骨骼、心臟、血管等，想像成固定不變的，但其實它們一直不斷在自我更新，估計每秒鐘死去和新生細胞有近百萬個。而人體進行修復時，需要食物的六大營養素。

林虹汝小姐在書上提到，「因為重大疾病卡上的病名並沒有出現所謂的『瘤』或是『癌』等字眼，所以即使要化療，我也沒想那麼多，反而對治療產生好奇。」「學著感謝我們已經擁有的，不要抱怨那些我們得不到的，多一些感謝、少一些抱怨，生活會更美好」。看到她轉換心境，用感恩、無怨無悔的態度面對疾病與治療，這種毅力令我深深敬佩，也值得大家學習。

在抗癌過程中，她「考量到腸胃黏膜可能尚未恢復得很好，應先盡量吃軟質、少油、易消化的食物；多攝取魚、肉、蛋、奶等高營養、高蛋白食物，以增加抵抗力；減少醃製品的攝取。」且「修正過去飲食的壞習慣，然後在飲食上取得一個平衡，享受美味兼顧健康才是王道。」而她因為喜歡走路，所以要求自己「每日一萬步」。

即使她的飲食和運動，看起來都很稀鬆平常，但這些都是在告訴我們，飲食不須複雜，只須每天均衡攝取六大類基本食物（油脂、肉魚豆蛋奶、蔬菜、水果、全穀根莖類、堅果及水）。我們都知道身體是由細胞所組成的，細胞的粒線體所需要的營養素，就是我們每天所攝取的六大類食物經由消化吸收，所得到的營養素葡萄糖、氨基酸及脂肪酸，進而供給我們每天所需的能量。此外她也點出，只要生活作息正常，就能有好體力、穩定情緒、思慮周延，簡單的原則，好處卻很多。

健康是值得我們一輩子經營的事，相信沒有人願意先失去了健康，再想盡各種辦法去尋求醫治與補救、追回健康。所以健康可看成是一種長期投資，絕對不會虧本，也是事業與家庭的根基，沒有了它，全部都將歸於零。

在此祝福她，每天都活得精彩、更有自信，也期盼這本書能大賣，幫助更多人。

（本文作者為臺灣大學簡任秘書兼註冊組主任、臺灣大學生物產業傳播暨發展學系兼任講師【教授營養教育與傳播課程】、中原大學通識教育中心兼任助理教授【教授飲食自覺與管理課程】）

〔專文推薦〕◎張喬芳

「髓」後生活，逐夢踏實，隨之精采

罹癌，對任何人來說都是件重大的打擊，當然罹癌後面對治療及副作用又將對病人的身、心、社會甚至靈性層面造成不少影響。虹汝的第一本書《癌症學校教我的事》，以正向思考的態度勇敢面對抗癌歷程，我常推薦給淋巴癌病友閱讀，反應相當好，清楚實用，確實也讓我省下不少反覆教導的次數及安撫病人的時間，因為過來人的經驗就在書裡一一呈現，幫助不少病友撐過治療期間內的不確定感，及常人無法體會的苦。病人常跟我說：「虹汝可以，相信我也可以！」

經常鼓勵病友的虹汝，幾年下來已成為我的好友兼戰友，我們倆曾經一起築夢，討論如何讓移植後的病友在心理社會層面上有更多的照顧及資源可利用，我們曾想創造一些資源，能夠讓病友獲得更妥善且完善的照護，當時夢想之一就是出版一本有關移植後的存活者的手冊，沒想到虹汝轉眼間跑贏了我，率先圓了第一個夢，出了這本《沒有任何事，能阻止我享受生命的美好》，堪稱為幹細胞移植後之「髓」後生活的光明燈！

我常說，其實移植之後才是挑戰的開始。在醫療資源有限的情況下，首重於疾病與治療方面，但在心理調適、重建及再投入社會的層面，卻也是癌友們急需協助的部分。面對「髓」後生活，虹汝同樣也有許多擔心及害怕，不僅僅是疾病後續的追蹤與不確定感，也和一般人一樣得開始面對學校生活或工作，這之中確實有不少壓力存在，如何存活並找到自己，開心樂活，讓有限的生命綻放美麗色彩，她做到了，也將歷程一一分享給大家！

她是倖存的癌症患者，而我沒有罹癌，我們無法掌控生死簿，人的命運也不盡相同，但別羨慕別人的生命有多美好，活在當下珍惜生命，記得只要活著，就有機會創造屬於自己的生命色彩，就算不幸被判了剩下幾個月的死刑，你還是能夠選擇如何度過這有限的生命！別放棄締造生命的美好面！

虹汝所經歷及創造的，真的可說是：「髓」後生活，隨之精彩無誤！就讓虹汝的書好好的引導你（妳）吧！不管有沒有疾病困擾著你（妳），就從讀這本書開始，有夢就去追，有理想就去做，別留下遺憾。相信你也可以走出自己的一片天，創造屬於自己的色彩！Go！Go！Go！

（本文作者為臺灣大學台成幹細胞治療中心護理長）

〔專文推薦〕◎林晉章

將二度罹癌的人生，轉換成勵志的人生

收到虹汝的通知，出版社邀請我以家人的角度，來為虹汝的這本新書寫推薦序。

我在看了癌症希望基金會王董事長寫的推薦序及虹汝自己寫的「前言」之後，不禁流下了眼淚，不停擦去淚水，旁人一定納悶我為何掉淚。

原因之一是我發覺女兒虹汝真是非常了不起，她把她不幸「二度罹癌的人生」轉化成「勵志的人生」。首先難能可貴的是她在罹癌治療過程中，不畏治療的辛苦，寫下她第一本書《癌症學校教我的事》，藉此分享自己抗癌的經驗給同在奮鬥中的病友。我曾購買本書贈予全台北市國高中圖書館，希望年輕學子養成良好的生活習慣，不要熬夜，以免降低抵抗力導致生病，甚至罹癌。

前陣子，她忙著對台大醫院九位頂尖專家醫師進行採訪、撰文，完成了《一本讀通血癌》，此書才剛出版不久，又得知她早在一年多前早已默默著手撰寫《沒有任何事，能阻止我享受生命的美好》這本書，而且即將完成。

這本書娓娓道來她完成骨髓移植後，至美國完成非營利組織管理的碩士學位返國；在非營利組織癌症希望基金會工作，並同時回台大醫院擔任志工，鼓勵病友勇敢面對治療；後又考取進入台灣大學公共衛生學院繼續攻讀第二個碩士學位等經歷。

她沒有成為「靠爸」族，仍然每天默默地寫下她日常的紀錄，賺取她自己的稿費，本書完成後，算是她的第三本書，我們全家人都以虹汝為榮。支持著她一路走來有個重要的因素，是她抓住了自己人生努力的方向，並摸索出如何在身體條件比別人差的情況下去克服這一切。

我在小孩子長大後慶祝生日時，曾勉勵他們要為自己寫一封「給自己未來的一封信」，每一年生日時檢討自己這一年的作為是否和「給自己未來的一封信」裡頭的方向相符。看來虹汝真的有照這個原則在做。

看了本書，我更感覺虹汝媽媽的偉大，我因擔任民代二十餘年，生活異常忙碌，虹汝治療後生活的點點滴滴，以及克服種種困難、平安重生的過程，要不是有她媽媽的全力投入，我這個做父親的可能無法兼顧家庭生活與工作。

期待本書出版後，能提供病友一些癌後保養調理的參考，同時引導讀者正向思考，一起勇敢面對往後的美好人生。

（本文作者為前台北市議員、作者父親）

〔前言〕

癌後人生更精采

二〇〇二年，升大學三年級的暑假，剛剛結束一支營隊活動，在組內檢討會時，突然覺得脖子有點酸痛，並在右邊脖子上摸到一個小東西。隔天立即到診所就醫，醫師告訴我：「軟的，還會動，應該不是不好的東西，再繼續觀察！」囑咐我按時吃藥；而我並不以為意，藥也沒吃就放任它，因為我相信那東西會自然消失。

我繼續忙著社團的活動，又接一支營隊活動，也接任新學期康輔社的副社長，整個暑假不斷忙著籌備活動。一個月後，我發現那個原本軟軟還會動的東西，突然在我的脖子上「定居」下來，暑假要結束時，它已經是一個不動且硬硬的腫塊。當它變硬之後，就像失心瘋一樣，不受控制地不斷變大。因為社團活動尚未結束，我也就遲遲未再到醫院做進一步檢查。其實那腫瘤不痛不癢，對我的生活並沒有影響，唯一讓我深刻感覺不適，是在一次打籃球快攻的時候，我根本沒有辦法回頭看球的路徑，只能任憑球從我眼前彈出界。腫瘤已經大到約十公分（如拳頭般大小），不得已只好在營隊結束後，馬上就醫。

一就醫，醫師就要求立刻住院開刀。原本我還天真的以為開完刀，腫瘤就會跟我說「掰掰」，我也可以回到校園。殊不知，腫瘤根本沒被取出，劃一道長長的疤痕，只是為了在脖子做切片，一切的波折，是從切片之後才正式開始。

我的人生隨堂考

我在青春年華之時，被診斷出「何杰金氏症」（Hodgkin's Disease，重大疾病卡上的病名。是的，當年還有紙本卡；之後才正名為「何杰金氏淋巴瘤」：Hodgkin Lymphoma）。那是啥？因為重大疾病卡上的病名並沒有出現所謂的「瘤」或是「癌」等字眼，所以即使要化療，我也沒想那麼多，反而對治療產生好奇。經過八次化學治療、二十九次放射線治療，總算順利完成整個治療計畫。期間，我並沒有聽醫師的建議辦休學，我認為到學校上課與同學相處，可以轉移治療的注意力，與學校老師溝通後，我一邊治療、一邊上課，不但學業成績大幅進步，還在學校申請到屬於社團人榮耀的獎學金及大專優秀青年。二〇〇四年，順利跟同班同學一起畢業。系主任說，因為我的抗癌及求學的精神可嘉，堪稱同學的典範，便派我代表社會系畢業生上台領畢業證書。

曾經有些落寞，在我社團最活躍之際，身體發出警訊，逼得我放棄所有社團活動，專注在治療與課業上；然而當我回頭再看這些過程，其實我什麼都沒有失去，甚至，讓我的生命歷程變得更豐富。

出國唸書是我的夢想，礙於仍要追蹤檢查，畢業後只得繼續在台灣多待了兩年，好不容易等到可以半年複診一次，又申請到學校，就到紐約唸研究所。一切看似順利，然而到美國後，或許因為剛去語言不通，課業壓力相對較大，再加上到了學期末，我必須一邊找房子，一邊準備考試，才出國念一學期，回台灣複診時，就在縱膈腔的地方發現疑似有腫塊。為做進一步檢查，只好忍痛休學，並轉到台大醫院就診。最後，台大醫療團隊研判，腫塊沒有明顯的變化，主治醫師姚明說我可以回去念書，但要持續追蹤，於是休學半年後又回到紐約。

「遇到了，不然要怎樣！」

開開心心地在紐約念完一整年（中間有回台灣做檢查），卻在二〇〇八年暑假回台灣實習與例行複診時做的正子造影掃描中，得到不好的結果，姚醫師表示要治療！啥米?!聽到要治療，還要骨髓移植（幹細胞移植），真的是超級晴天霹靂！有沒有人這麼倒楣，不是說復發機率很低嗎？（何杰金氏淋巴瘤第一期的治癒率為百分之八十以上）出國念個書，跟我同時去的同學都已經畢業，我未畢業竟然又要休學一次？明明只是念個研究所，為什麼我像在念大學？明明還有人作息比我更不正常，為什麼生病的總是我？有太多的無奈與不願意，卻又無路可走。一連串切片、骨髓穿刺、人工血管，事情多到我根本無力思考卻又不能停下腳步，最後只得回去美國辦理休學、打包搬家，兩星期後又回台灣。

說真的，那時我覺得我人都好好的，壓根不想做治療，因為我自己知道做化療好辛苦喔！雖然我強烈知道也相信，我絕對不會被這疾病打倒，但是心中的恐懼與治療的未知，仍讓我怯步。直到一次住院做斷層掃描，姚醫師不斷催促我快點接受治療，而我卻一直吵著要回家！最後，姚醫師對我撂狠話：「就遇到了，不然妳要怎麼樣！（操台語）」出院後，腦中不斷盤旋那句話，覺得那句話好殘忍，卻又真實到令我無法反駁，就這樣在不情願下，還是回到醫院。

既然決定做治療，我決定要「知己知彼」，上網研讀許多關於何杰金氏淋巴瘤的中英文資料。的確，除了做化學治療，還必須做幹細胞移植，才是最完善的治療，那時內心才稍微定下來。這次的治療，我必須先接受二至三次的化學治療，每次療程是連續五天，第一次住院可能需要住四至六星期。一聽到，又差點被嚇跑。第一次化療的第一天早上，護理師來打抗組織胺，一打下去，人有點不舒服，心中第一個念頭就是：「我要在姚醫師來巡房之前逃回家！」

第一次的化療，或許因為諸多未知，讓治療過程頗辛苦。每天因為打類固醇，造成水腫、體重增加，因而必須要打利尿劑；打利尿劑就必須帶著點滴不斷跑廁所，而且常常會造成電解質流失，就又必須多吃藥來補充。這種反覆的不舒服，真的很討厭。化療後，狂吐了兩天，體重剩下三十九公斤，我持續留在醫院觀察整個血球的起伏變化。然而奇蹟似的，我只在醫院待十六天就出院，與姚醫師所說的四至六個星期，落差很大。

出院後，我開心的過著「有點自由」的生活。我開始思考自己的心態，我發現自己並沒有「想要快點治好」的決心，但是治療已經開始，這是無法改變的事實，與其這樣不開心，倒不如換個角度看待住院這件事，這才誠實且完整的面對我整個復發的歷程，並仔細地傾聽自己內心的聲音。當下的不適應，是因為我沒得到喘息，且說實話，會來治療，有一部分原因是因為我找不出說「不」的理由。換個角度想，當時正金融風暴，畢業也不好找工作，剛好趁著將身體調養好，回去唸書取得學位後，再出來找工作時，景氣可能已經回春，工作說不定比較好找。我是有理由的休息，比起遊手好閒故意不工作在家當米蟲好多了。釐清這些情況後，我開始修正自己的心態，每次住院都當成是渡假，這樣的心情，一直陪伴我到出移植室。

做完三次移植前的化學治療，且成功取得我的造血幹細胞後，開始準備做幹細胞移植。在移植室因為孤單，也因為更不舒服，心中的恐懼還是有的，但我卻比以前還要堅強。我知道我要去做「更高級的享受」，當一個「茶來伸手、飯來張口，有事只要按一下鈕」的貴婦。其實，幹細胞移植並沒有想像中恐怖，也許因為我是採取自體移植，跟異體比起來，沒有排斥的問題，身體不適的狀況就少很多。高劑量化療後的幾天雖不舒服，但當血球回升後，一切的不舒服也就消失了。我那時才體認到，不管做任何治療，之前應多收集資料，多了解自己的病況，但絕對不要自己嚇自己，否則容易因為害怕反而造成不舒服；多給自己一點信心，絕對不要因為先入為主的觀念而影響治療。

癌症學校真的畢業了

當初為了治療便利與舒適，在體內裝了人工血管（Port-A），為防止人工血管阻塞，需定期到醫院以抗凝劑常規沖洗。人工血管若保持好沒感染，可以留置體內五年，當病情穩定後，醫師也會評估將它移除。在我確診復發後隨即安排人工血管裝置手術，它在我身體裡待了五百零五天，陪我度過三次第二線的化學治療、高劑量化療與自體幹細胞移植。之後病情已穩定，加上要回紐約唸書，在那邊沒人幫我沖洗人工血管，與醫師商量後決定移除。

移除人工血管意味著我真正從癌症學校畢業了！這令我欣喜異常，而因為心理狀態影響了生理，移除手術雖然也是全身麻醉，但手術完我很快就清醒了，休息過後確認頭不再痛，便先回家。還記得置入手術時心情很不好，當天手術回家後又昏迷了很久才逐漸清醒，這次手術後下午就開始「趴趴走」，恢復得很不錯呢！

精采人生正在開始

第一次生病後，恰巧在學校修習「第三部門與非營利組織」的課，讓我這個懵懂的社會系學生，找到了自己畢業後的志向——我要到基金會工作，替人服務。因為體認到在非營利管理的知識仍不足，於是決定到美國繼續深造非營利管理（nonprofit management）。到美國念書時，曾經在公共政策與非營利管理兩個領域徘徊，復發後，讓我更堅定知道我還是喜歡非營利管理，因為我想在醫療相關的基金會為人服務。

在我移植滿一百天後，開始接觸一些癌症團體，探訪病友，也參加醫務社會工作研習會，學習該如何協助處理人因為生病、就醫而帶來的社會問題。我覺得能利用我所學以及親身經歷，去幫助需要幫助的人，我更能利用同理心去關懷。現在的我，最希望的就是將我的經驗分享給現在也遇到考驗的人，給予病友勇氣、支持，讓他們可以跟我一樣，勇敢面對癌症。

這是我的人生，或許有點曲折，但很精采！很少人會有和我相同的經歷，我之後還要繼續完成我的夢想，將我的經驗所學應用出來，我覺得這樣的人生，真棒！

Part 1

給病友的叮嚀

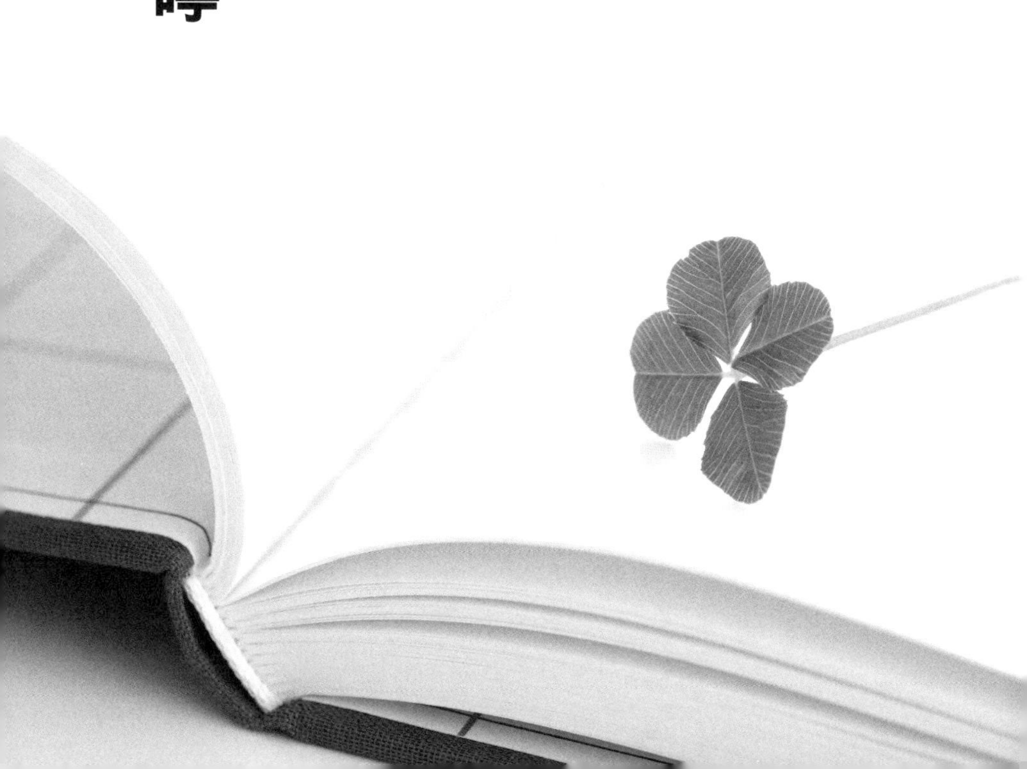

移植後的頭一百天

話說自體幹細胞移植後的頭一百天，特別難熬，那是一段雖然已經出了院，但限制依舊很多的日子。而且那一百天過得好慢好慢（但是看別人的一百天都過好快），很多人因為待在家裡無所事事，反而出現一堆「有的沒的」問題。未滿一百天都還算是不穩定階段，免疫系統等各方面仍很脆弱，體力也很差，基本上除了進出醫院，都是建議待在家裡別出門，更別說是到人多的公共場所。

那到底我是怎麼度過這一百天的呢？

既然不能到處趴趴走，出院後便開始想著自己一直想做、卻沒做的事情，小提琴是一件、另一件是寫書法。一直覺得拉小提琴有種特別的氣質，再加上自己喜歡特異獨行，學音樂也想要特別，有機會就很想再拉小提琴；另外小時候我很喜歡寫書法，認為可以修身養性，不過上高中後因課業繁忙就中斷了。出院後就想著該如何開始這兩件我很想做的事情。

因為移植未滿一百天，擔心體力不足，於是就只選擇一項自己想做的事情來打發時間。在我出院的第二個星期，我「沒有聽話」地跑去了約十人左右的大教室學小提琴（有戴口罩）。一星期雖只上課一小時，但這件事對我言最重要的是讓我回家後有事情做，在家很無聊時，就會練習小提琴，每天練很多次，每次至少三十分鐘（滿一百天後就沒有那麼認真了）。

另外，當我二〇〇八年回台灣接受治療後，曾陸續把一些大學教科書放上網路拍賣，還在移植室的時候也不小心賣掉一本書。出院後既然在家不能出門，於是就把一些書好好地整理一番，在出國留學前po上網拍賣，也算是對大學畢業多年的一個交代，呵呵！在那半年中賣掉不少書，雖然也沒賺多少錢，但多少是一筆小小的額外收入，也是把用不到的東西交易給需要的人。

剛開始為了鍛鍊體力，就把家裡的Wii拿出來玩，Wii Sport有許多簡易運動可以做，不出門也可以在家做運動（滿一百天後再也沒玩過Wii了）。

最後一項，沒那麼推薦但確實是當時我打發時間的娛樂：看電視連續劇。在治療與移植的過程我都在看〈光陰的故事〉，移植後朋友介紹我看〈痞子英雄〉，我開始看的時候電視的播放已經接近尾聲，感謝神通廣大的youtube，讓我可以躺在床上悠閒地看已在電視上播出過的〈痞子英雄〉。

只要身體允許，就多嘗試新鮮事

不管是移植或是化療結束，都需要一段恢復期，不只是身體上的恢復，也包括心理與社會功能。畢竟在接受治療的期間是一段與社會脫軌的歲月，調整一下步調讓自己再重回正軌是很重要的。

病友在接受治療時通常一心只想著要治好，可是當治療結束，反而整個人閒下來，這段時間很無聊，為了不讓自己失去生活的目標，不妨讓自己想想喜歡做什麼、想要做什麼、有沒有什麼是一直想做沒做的事情，只要在身體允許的狀況下，都應該多多嘗試新鮮事。

有的人可能喜歡裁縫編織，或許可以利用這段時間做做手工，搞不好也可以網拍或是拿去義賣；喜歡唱歌的人可以在家練歌喉（也練肺活量）；再不然就看看書，也是很不錯的選擇（當時有人超好心寄了一堆書給我看，讓我轉移注意力並增加知識）；或者喜歡烹飪的人可以研究食譜，怎樣吃最健康，怎樣可以懶人做出好料理等，其實很多事情可以打發時間，甚至轉移注意力。總之，這是一段得來不易的歲月。想想這輩子大概難得再有這樣

重點摘錄

這是一段得來不易的歲月。無需工作、上課、無需擔心任何事情，可以做任何自己想要做的事情，這是何等珍貴的時光啊！

休息的機會，無需工作、上課、無需擔心任何事情，可以做任何自己想要做的事情，這是何等珍貴的時光啊！

學著感謝我們已經擁有的，不要抱怨那些我們得不到的，「多一些感謝、少一些抱怨，生活會更美好」。

人工血管的後遺症

安裝人工血管後，被交代要避免手部三百六十度迴旋或過度外展的運動，也不建議游泳，當時正準備要治療卻又聽到這些警語，就很擔心人工血管會移位，同時因感覺異物在體內，右側的肩膀就自然而然不敢亂動，甚至不自覺會將肩膀往內縮，像是潛意識中，想利用自己的肩膀來保護人工血管。

在我開始治療後，眼尖的護理師發現我的右肩已經嚴重萎縮，於是不斷提醒我要適度使用右肩，還恐嚇我：「再不用妳的右肩，等病好了反而要治療妳的右肩，會更辛苦喔！」只是身體有異物，實在很難自在地使用右手，且因為右手的基本使用沒有太多障礙，所以當時只把心思放在疾病治療上，一直放著右肩沒有特別理會。

直到全部治療結束，請復健科醫師會診，他教導我做一些手部運動，主要是讓肩膀肌肉可以慢慢恢復。之後，我也看了神經科，做了神經的檢查，證實神經的確有受損。至於肌肉，復健科醫師則是要我多做伸展操，讓肌肉慢慢長回來。

未照顧好右肩，面臨漫長復健路

又過了半年，當人工血管移除後，好不容易開始恢復的肩膀，卻又因為手術的傷口疼痛，導致我有將近一天不敢亂動，肩膀竟然就又明顯感到往內縮。後來自己復健操也做得不夠，導致我的肩膀左右兩邊非常不平衡。

肩膀的不平衡，使得照相、穿衣服都很醜，但沒有影響到慣用右手的使用，由於平時只使用到手臂的力量，所以右手臂特別的粗，肩膀則只剩下皮包著骨，感覺肩膀像是和手分開一般。到後來開始做瑜伽、游泳、打籃球等運動，發現種種的不便，有些角度和動作，右手是做不來的。

隨著疾病康復的時間越久，越覺得明明可以不發生的「長期副作用」，卻因當時的不理會，導致最後嚴重的後果，還因此影響到生活品質，實在是「早知如此，何必當初」！雖然多數人都覺得我的情況很誇張、不可思議，怎麼可能裝個人工血管會變這樣？會有這個下場的主要原因可能是我長期未使用右肩，又偷懶沒有認真復健，導致肩膀狀況更加惡化。

工作後我跟同事分享這慘痛的經歷，同事還會以我當案例，提醒病友裝了人工血管之後，手還是要適度活動，不然癌症康復後，反而要面臨漫長的復健路。

重點摘錄

提醒病友，裝了人工血管之後，手還是要適度活動，否則日後要面臨漫長的復健路。

不可忽略的例行性回診

不管是做完化學治療或是幹細胞移植，總是需要定期的回診，回診的目的是要評估病人治療後身體恢復的狀況，以及檢查癌症復發或轉移的可能。

一般來說，門診追蹤檢查的頻率[1]大致為：

- **移植後一百天內：**每週一次
- **移植後一百天至六個月內：**二週一次
- **移植後六至十二個月內：**三週一次
- **移植後一至二年內：**每月一次
- **移植後二年以上：**每三個月一次
- 間隔時間仍需視病況，由主治醫師決定

依醫師的指示決定回診頻率

回診的頻率其實難有「標準」時程表，主要還是依醫師的指示與判斷，不見得回診會那麼頻繁，以我為例，就完全沒有照上述的時程進行。

我在移植後一百天內是每兩星期回診一次，一百天後一個月回診一次，若身體有突發狀況就會自動找醫師報到；當我回去紐約讀書後，雖移植仍未滿一年，但直接「晉升」到半年回診一次。

剛出國的頭三個月，每個月身體都有些小問題，沒有回診心裡真的很不安，移植滿一年又兩個月後，發現身體的小狀況越來越少，隨著生活回歸正軌、營養充足，時間越長，身體恢復得越來越好。移植滿一年半的例行回診，幾乎沒什麼問題要問醫師，血液檢查也都很不錯，當然全身性的檢查也

1 高維菁(2005)。生命重建——造血幹細胞移植病患的照顧。台大醫網，26，19－25。http://health.ntuh.gov.tw/health/NTUH_e_Net/NTUH_e_Net_no26/19-25.pdf

都沒問題！

在我移植後一至二年內，平均每半年要做一次全身性的正子造影掃描檢查。移植滿兩年後，就都是一年一次大型檢查，原本的正子造影檢查也改成電腦斷層掃描。滿五年後，血液常規檢查也都穩定，就改為每半年抽一次血、二年做一次大檢查。

養成隨時記錄身體變化的習慣

移植後我養成記錄平時身體特別變化的習慣，要回診前除抽血之外，前一天我會拿出筆記本，整理過去身體的變化，再把想問醫師的問題逐一寫下，因為每次回診時間可能都不長，再加上我們都會主觀擔心耽誤醫師太久時間，或是怕問太多惹醫師生氣，但不問清楚自己又會一直擔心，因此為了有效率掌握與醫師溝通的時間，當進到診間後，我就會先跟醫師報告我的問題，醫師會針對症狀問診或是檢查一番，或是安排其他檢查。慢慢地，身體越來越穩定，回診也像是向醫師報平安、敍敍舊，有時候甚至變成我轉換心情的撇步，到醫院更能感受到自己的幸福。

不管是多久回診一次，很重要的是平時身體有任何狀況都該記錄下來，有時候癌症復發不見得是靠定期檢查發現，而是病人平時自我的身體警訊。有位病友定期檢查都沒有問題，但就是覺得胸口疼痛不舒服，由於原發部位就是在胸腔，而持續疼痛的感覺就如同初發病前的疼痛感，病友再次求診並描述症狀後，醫師又安排胸腔切片，結果確定癌症復發。

治療結束後能離開醫院雖然令人開心，但對於剛治療完的身體有著不確定感，能見到醫師多少讓人感到心

重點摘錄

當身體越來越穩定，回診也像是向醫師報平安、敘敘舊，有時候甚至變成我轉換心情的撇步，到醫院更能感受到自己的幸福。

安。隨著身體穩定，例行性回診的時間也會拉長，慢慢也能減少對醫院、醫師的依賴，加速回歸社會；而例行性回診也讓醫師監控癌症在我們身體的變化，若不幸癌症又回來，至少能夠早期發現、早期開始治療。

安排旅行，首重保護自己

移植後，一直很想去美國，想要去亞特蘭大看我最喜歡的棒球選手麥達克斯（Greg Maddux）退休，畢竟退休就這麼一次紀念儀式，向醫師苦苦哀求多次，但醫師並不同意，因為當時移植未滿半年，身體狀況也是起起伏伏，只得忍痛放棄。

過了大半年的隱居生活後，開始一個月回診一次，暑假到台北兒童藝術節打工，大家都說我的氣色變好了，八月時我終於鼓起勇氣問姚醫師：「我九月可以出國嗎？」

「去哪？」

「日本。」

「可以！」

這麼簡單的兩個字可讓我企盼了好久啊！這個答案真是讓我太開心了！終於可以出去玩了，而這也象徵著康復後的新里程碑。

在經歷高劑量的化學治療加上造血幹細胞移植，身體功能、免疫力等一切尚未恢復，需要短時間密集追蹤，甚至一有狀況可能還需要掛急診，因此談到出國必須再三思量。像我搭長途飛機，就會擔心飛機上空氣流通問題，會不會飛機上有人感冒，導致免疫力較差的我因此被傳染？出國吃東西，如果突然身體不適上吐下瀉該怎麼辦？若真的想出國，一般比較不建議到開發中國家，因為環境衛生可能比較不好，飲食衛生也令人擔心。但像是日本、新加坡、香港等近距離、醫療衛生等條件比較好的地方，是比較好的選擇。

做好萬全準備，享受旅程

在醫師同意下，開始規劃自由行行程，自覺體力較不好，就跟姊姊商量用多一點的時間走京阪神，慢慢逛這些城市。我跟姊姊總是認為都出國了，一定要善用時間，常常早出晚歸，把自己搞很累，因此出門前爸媽特別交待「不要玩太累！」

因為是自由行，飲食靠自己，於是就被千交代、萬交代——千萬不可以吃生魚片！不可以吃生食！擔心衛生，所以自備碗筷、水壺；必須跟大家擠大眾交通工具，口罩不能少，隨身也攜帶「乾洗手」；醫護人員建議移植後至少一年不要曝晒太陽，所以我帶了很大一頂帽子與薄長袖——我真的已經做好萬全準備。

花七天的時間，逛京都二天半、大阪二天半、神戶一天，再加上一天去環球影城，中間也安排去看一場當時效力中日龍隊的陳偉殷比賽。這些天，第一次穿和服戴墨鏡、戴著俗俗的大帽子遮陽，搭交通工具時口罩不離口，就這樣在日本街道上行走，一點都不管別人的異樣眼光，只管做自己、保護自己。

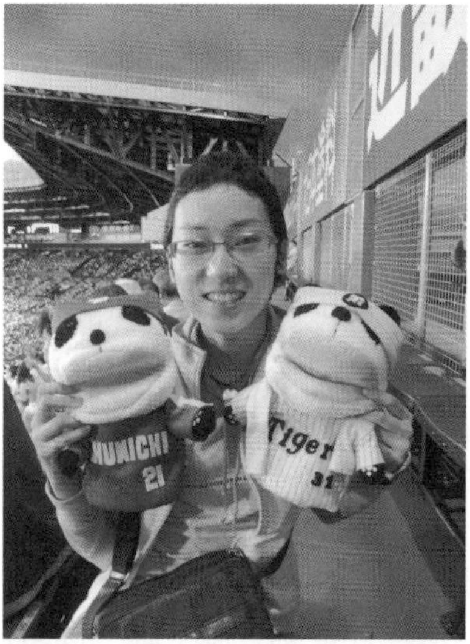

▲特別安排去看陳偉殷比賽，還遇到有日本球迷親手縫製陳偉殷和林威助的加油布偶。

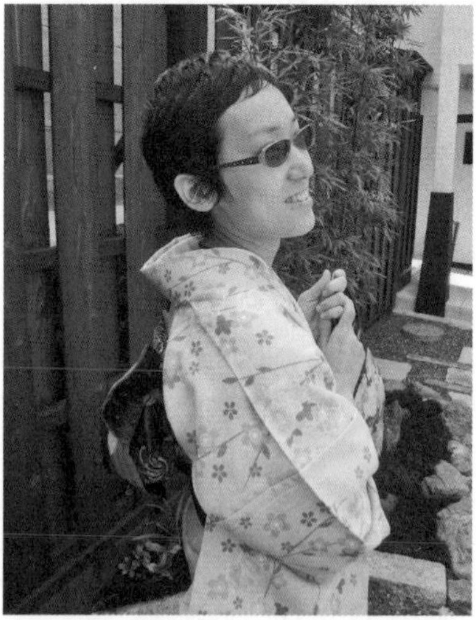

▲為了保護自己，戴著墨鏡穿和服，實在很跳tone。

很盡興、也很小心的在日本玩耍，就在我開心回到台灣搭車回家途中，突然感覺手上癢癢的，看起來像被蚊子咬，之後發現手上紅疹子一顆一顆冒出來，心中雖充滿狐疑，但心想還是再觀察吧。

回家後第一件事情就是洗澡，自從移植後，每次出遠門回家第一件事情就是把所有東西丟進洗衣機，去除可能從外面帶回來的細菌，這次也不例外，唯獨一件牛仔褲，當時心想等星期二回診完再一起洗（因為從醫院回家後，衣服也要全部洗過）。回家洗過澡後，身上疹子的擴散狀況有稍微暫停，不過仍然好癢。

星期一早上身上疹子依舊，考慮是否要先回診？不過還沒抽血、又想到一個月前就已經約了星期二回診，因而苟且。星期二，我穿著未洗的牛仔褲，當天下午腳又癢起來，疹子狀況越變越糟。輪到我看診時，醫師開口就問：「妳好嗎？」我卻回：「不太好。」醫師一看我疹子狀況，立刻脫口而出：「妳昨天怎麼沒有來？」啊！

姚醫師尚無法判斷起疹子的原因，立刻幫我掛隔天的皮膚科；另外，血球報告都正常，但是生化檢驗LDH（乳酸去氫酶）偏高，CRE（肌酸酐）指數也比以往都高且超過正常值（0.6-1.3 mg/dL）。姚醫師跟我解釋，抽血的生化檢驗是檢驗肝、腎臟功能及電解質，淋巴癌快速增長時，常引起高尿酸症狀，還有一些特殊的血清酵素，如乳酸去氫酶（LDH）、鹼性磷酸酶（alkaline phosphatase）等都會升高。我在復發時驗血檢查LDH確實都有升高的現象，醫師很細心要我星期四再抽血、星期五回診確認狀況。

皮膚科醫師看過我疹子狀況表示，身上每個紅點上面都有一粒，而且都會發熱，是被蟲子咬無誤，只不過不知道是什麼蟲，再說回家又繼續長，研判蟲應該是依附在衣服上。好險我回家後衣服全都丟進洗衣機洗了，就只有搭飛機穿的那件牛仔褲未洗，很顯然應該是在飛機上被不知名蟲蟲叮上。醫師開了藥給我擦，為了減輕症狀，我只管乖乖擦藥。隔幾天去抽血的數值也恢復正常，判斷應該是出國玩太累、水喝太少，導致抽血驗尿報告出現紅字。

移植出院後第一次又一整個星期天天往醫院跑，還好在「嚴陣以待」一週後，一切又恢復正常。有這次的經驗，再次提醒我，復原階段要多注意，大家一直交代的「不要太累」這個原則，一定要謹記在心且確實遵守，不可以一時大意而忘記，要依自己狀況，量力而為，千萬不要逞強，因為一旦又生病，情況只會更糟！

重點摘錄

復原階段要多注意，「不要太累」這個原則，一定要謹記在心且確實遵守，不可以一時疏忽而忘記，要依自己狀況，量力而為。

移植後飲食首重衛生，禁絕生食

不管是移植後還是化療後，在飲食有很多禁忌，主要是因為化學藥劑殲滅癌細胞的同時也會把好細胞殺死，導致免疫系統低落，更白話一點就是免疫功能已經沒有什麼戰鬥力了。因此，在離開移植病房前，護理師會先對病患進行造血幹細胞移植後的衛教，除了日常生活作息外，特別強調飲食上須注意的部分。復原期間除了要考量營養，還要兼顧飲食的衛生清潔。

注意餐具清潔

在餐具部分，無論是碗筷、湯匙、切菜板等，都需注意清潔並保持乾燥，以防止黴菌滋生，我個人的部分就是維持在移植病房養成的習慣，餐具清洗完成後要烘乾。用餐時也可用已煮沸之開水沖過後再使用，勿與他人共用。由於我們家是全家人一起吃飯，因為和家人一起用餐，食物吃起來總是特別美味，然而又擔心公筷母匙仍無法完全避免感染源，所以每次用餐前我都會像吃自助餐一樣，先把要吃的份量全部夾起來，如此一來不但可以和家人共桌吃飯，也可以減少交叉感染機會。

移植後因噁心、嘔吐、味覺改變等副作用，許多病友在移植後一段時間後，吃東西仍感到「食之無味」，也有好幾位病友分享經驗，提到移植後味覺改變造成他們完全不能吃辣，而且誇張到連吃到胡椒粉都覺得辣到受不了。因此衛教時會建議病友飲食習慣為少量多餐，避免辛辣刺激性食物（如咖啡、濃茶、菸、酒等），並且仍要保持營養均衡、勿偏食的原則。另外，考量到腸胃黏膜可能尚未恢復得很好，應先盡量吃軟質、少油、易消化的食物；多攝取魚、肉、蛋、奶等高營養、高蛋白食物，以增加抵抗力；減少醃製品的攝取。

只吃完全煮熟的食物

這段期間一定要吃完全煮熟的食物，含有生的食材的食物要完全禁止。如：鮮奶類（未完全滅菌）；優酪乳、養樂多類（含有生菌）；生魚片、鮮奶油、克姆林（麵包、蛋糕）等；海產、螃蟹、海螺類也要少吃（多寄生蟲）。水果則建議選擇罐頭水果，例如罐裝的水蜜桃、橘子等，或者需要剝皮、削皮的水果，如香蕉、蘋果等。

有些病友會問，那到底要禁食這些東西多久？我覺得看自己身體的狀況，保險起見至少要禁食六個月。因為不怕一萬、只怕萬一，有時候貪一時口腹之慾，可能引發嚴重後果。曾聽聞一位病友提到，他因為吃麵時不小心忘記請老闆不要加生蔥或將生蔥丟進熱水和麵一起煮熟，結果麵吃完後細菌感染，住院很多天。

有次在Facebook看到一位病友張貼了一張「養樂多」的照片，並在一旁寫道：「至少要五年後才可以喝了！」我則回覆他：「暫時先別喝，但不一定要等五年那麼久。」事實上，醫護人員或是過來人談的這些禁忌，其實就是個提醒，意思並不是罹癌後就完全不能食用，或是要等個三、五年以後才可以食用。其實當身體恢復穩定後，就可以開始慢慢嘗試某些食物，試著把一些生活飲食的樂趣找回來，不然一直忍耐著對復原也沒什麼幫助。最重要的還是修正過去飲食的壞習慣，然後在飲食上取得一個平衡，享受美味兼顧健康才是王道。

重點摘錄

最重要的是修正過去飲食的壞習慣，然後在飲食上取得平衡，享受美味兼顧健康才是王道。

運動要循序漸進，逐步恢復體力

世界衛生組織提到有百分之三十的癌症是可以預防的，方法是透過改變或避免致癌的危險因子，例如：減少或避免菸草、酒精的使用，減少城市空氣汙染等；多攝取新鮮蔬菜與水果，體重控制與規律運動。

說到運動，不管是不是癌症病人，規律的運動都是很重要的。針對癌症病人應該要分兩個層次，一個是治療中、另一是治療後的運動。

運動強度量力而為

治療時總是會覺得比較累，再加上可能長時間臥床休息，久而久之體力差也就無法避免，所以醫師都會建議病人在體力允許下，要讓身體動一動。有位病友曾分享他在移植時，醫師不希望病人肌力損失太多，竟在病房裡設置了踩飛輪，還有物理治療師會評估及教導簡單運動，甚至鼓勵病人穿好隔離衣、戴上口罩和手套在病房外走廊走走。

運動要循序漸進，累的時候多休息，有體力就動一動，體力會慢慢恢復。曾遇過一位病友，因為生病後心裡一直希望快點康復，不管是不是剛治療結束、血球是不是很低，就一直想要運動，結果跑一跑就昏倒了。所以，治療期間的運動還是要量力而為。

那治療後呢？

在加拿大防癌協會〈癌症治療後的生活〉手冊裡，寫到適度運動對癌症存活者（survivor）有很多好處，像是減輕疲倦、噁心等副作用、幫助恢復治療期間可能失去的體力、改善心臟健康、改善生活品質、增強自尊心及減低焦慮等。

聽聞許多人大病以後做瑜伽、氣功或是其他晨起運動，為了顧健康每天規律運動；現在全世界風靡路跑，許多人也開始晨起或夜間跑步，鍛鍊身體。

我呢？生病以前很喜歡運動，打過籃球校隊也參加過田徑隊，生病前最不缺的就是運動，可惜大學畢業後，喜歡打籃球卻缺少打球的夥伴；因為移植後有早發性更年期現象，擔心跑步傷膝蓋；因為裝人工血管造成手臂缺乏運動而肌肉萎縮，想學壁球卻又發現手臂無力，有好多理由與藉口，讓明明知道要好好規律運動的我一直沒有選到一種固定的運動。

用走路，認識一座城市

所幸我雖不愛跑步，卻一直很喜歡走路。特別是透過走路去認識一座城市，除了探索城市也可以強健身體。回去紐約唸書的那幾年，一方面想記住在紐約的每分每秒，另一方面想好好認識紐約的大街小巷，所以我會利用週末在市區走走逛逛。紐約地鐵是單一票價，也就是坐一站也是二．二五元，坐三十站也是。如果是買月票可無限搭乘公車和地鐵就很划算，然而我住在紐澤西州，到紐約搭到地鐵的機會不多，因此會儘量省錢，只要可以走到的地方，都用走路，常常隨便走走就可以超過一萬步。

天氣好的時候，我常常會在下班後從西66街林肯中心附近一路往南走，沿著百老匯大道經過熱鬧的時代廣場，再走到西34街歷史最悠久的梅西百貨，最後從那邊搭乘往紐澤西的交通工具回家。紐約曼哈頓的中心街道方正，二十個街口約一英哩（約二．四公里），大概三十至四十分鐘的路程。

在紐約曼哈頓有著許多小區，在移植病房時，我帶了一本書《A World in a City》進去閱讀，就是介紹許多在紐約的小區域，當我再次回到紐約讀書時，我也會利用假日安排去各區散步，更深入了解這些區域。就這樣，走路變成我最常做的運動，在我待在紐約的最後一年，踏過曼哈頓的許多街道、巷弄間都有我的足跡，也常有意外的驚喜。

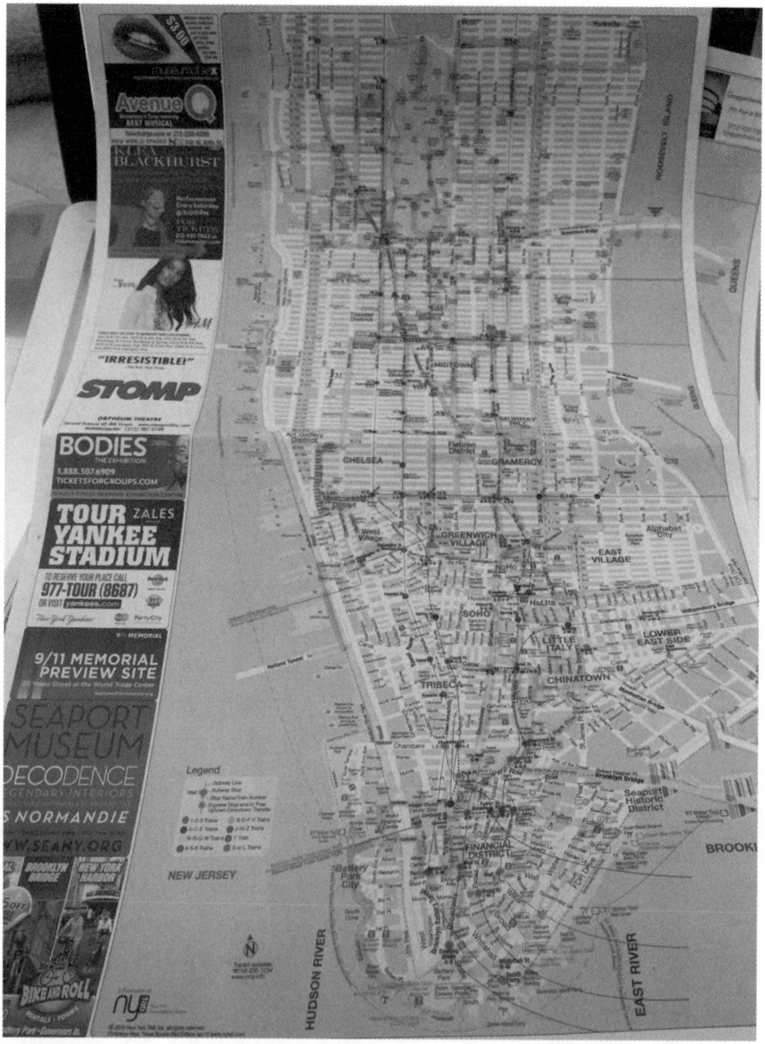

▲或許看不太清楚，但這張紐約市地圖上有我滿滿的註記，記錄我走過的地方。

目標天天一萬步

回台灣後，沒有固定在運動，也因為沒有特別的運動習慣，既然喜歡走路，只好逼自己「每日一萬步」，健走除了容易進行，也可避免運動傷害。以前有計步器，現在手機很方便隨時都能記錄，甚至時下流行的小米手環，都可以當作紀錄工具，檢視自己一天的運動量。

以我的腳程平均十分鐘可以快走一公里，大約走兩千步；也就是說，每天一萬步，至少就走了五公里。上班時除了午休會離開辦公室到處走走，下班也會刻意走一段路再搭公車回家，有時候騎youbike，或是乾脆一路走回家。如果回到家卻還沒有達到當日一萬步的目標，也會儘量晚上再出去走走路，完成一萬步的目標。

重點摘錄

運動要循序漸進，累的時候多休息，有體力就動一動，體力會慢慢恢復。

調整飲食，區分治療期與康復期

每次遇到新病友或治療剛結束的病友，總是會被問到：「妳都怎麼吃？」每當這個時候，我當下往往不知如何回答，我並沒有特殊飲食，就只是遵照醫師告訴我的：正常飲食。

「怎麼吃」是最常被病友問到的問題，有些人生病後不吃肉、改吃素，有些人吃生機飲食；又有些人每天照三餐吃各式各樣的營養品或保健食品，也有打蔬果汁什麼的，其實我都嘗試過，但天性懶惰、也不強調美食的我，住在家裡就一切從簡，家人怎麼吃我就怎麼吃。

在我們家，飲食本來就以蔬菜類為主，再搭配魚肉豆蛋奶蛋白質食物，盡量攝取多樣食物種類，使各類營養都均衡，謹記天天五蔬果，少油少鹽少糖不加味素，少吃油炸、醃製食品。這就是我們家的飲食原則。

只是有些「紅燈」食物，就是有不可抗拒的魅力，有病友分享：「我好喜歡吃甜食、好喜歡吃小蛋糕，但是生病以後都不敢吃，每次很想吃又必須克制，因為人家說癌細胞喜歡吃甜食，糖會助長癌細胞，看得到吃不到好痛苦唷。」也有人說：「好想吃雞排、好想喝珍珠奶茶，可是我每次一吃雞排內心就好罪惡，很怕疾病又復發」……。

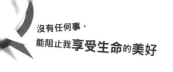

治療期首重吃得下，康復期注重營養

面對美食當前，我也有自己的原則。治療期間，對自己很寬容，以想吃、吃得下為主，在醫院我吃過泡麵、也吃過速食店的漢堡。但康復期間，就以營養為主，在家乖乖當孝順的女兒，畢竟家裡飲食一定比較衛生且營養均衡。偶爾會放鬆一下滿足口腹的慾望，因為吃太多垃圾食物對身體不好且內心會感到罪惡、但看了不能吃又很痛苦，所以我自動取得平衡，偶而吃一下，比如買鹽酥雞盡量買蔬菜類還要多人一起分享，這樣吃不會過量、也可以滿足慾望。每次都告訴自己，生病已經夠辛苦了，如果又有一堆限制，真的太辛苦了！

有一次跟一位治療剛結束的病友聊天，他說：「我現在正在吃紅豆餅，那是我生病前最愛的食物。」在治療期間，他強迫自己不能進食這類「不健康」的食物，這樣的壓力把他逼得很緊，當他告訴我他在吃紅豆餅時，我反而為他感到開心，表示他的緊繃有稍微放鬆了一點。

其實治療結束後，如果真的不知道該怎麼吃，可以找營養師諮詢，而坊間也有許多抗癌飲食的書籍可參考，掌握飲食均衡的原則，其他一切正常就好。

重點摘錄

盡量攝取多樣食物種類，使各類營養都均衡，謹記天天五蔬果，少油少鹽少糖不加味素，少吃油炸、醃製食品。

生活作息正常，體力好、情緒穩、思慮周

正值台灣籠罩在ＰＭ2.5肆虐、空氣品質不佳的擔心之際，我在學校聽了一場與空氣汙染相關的演講，講師除了說明家裡也有許多空氣汙染源外，也分享空氣汙染對人體的影響之研究，印象最深的是他們在研究中監測人體血壓所呈現二十四小時變化表。

簡報上所呈現的趨勢圖，清楚呈現人體的血壓大概在晚上十一點開始下降，在凌晨四點左右開始又攀升，至此我也恍然大悟，為什麼常聽到年長者容易在清晨出現心肌梗塞或腦溢血而長眠的原因。

講師特別強調，從血壓的變化可以發現人體的運作有一定的規律，既然晚上應該是要休息的時間，卻逼身體繼續工作，久而久之身體就有可能會罷

工，熬夜、吃消夜都是一樣的道理。所以啊，我想不正常的作息，就都是指違反身體自然現象的行為。

前陣子即時通訊剛好在瘋傳一張「生理時鐘、經脈作息」的圖，這張圖我看得很有感。先說說為什麼我之前打白血球生長激素（G-CSF）時，常常會在深夜睡覺時感到骨頭或關節疼痛，原來是因為晚上十一點以後骨髓在造血啊！

再來，與人體造血相關的重要時程，晚上九點到十一點是淋巴排毒時間，淋巴癌是一種源自於血液的癌症，主要是淋巴球調節失常，發生過度增生或惡性變化而形成。當該排毒的時間，體內並沒有適合的環境讓淋巴工作，自然而然淋巴調節就可能會出錯，就可能成為淋巴癌。

而晚上十一點到凌晨一點是骨髓造血的時間。為什麼常會說熬夜、作息不正常會導致免疫力差，其實似乎有這麼點道理。因為造血不良，影響血球的生成，當應該抵禦外敵的白血球無法發揮功能，連帶影響人體對細菌病毒

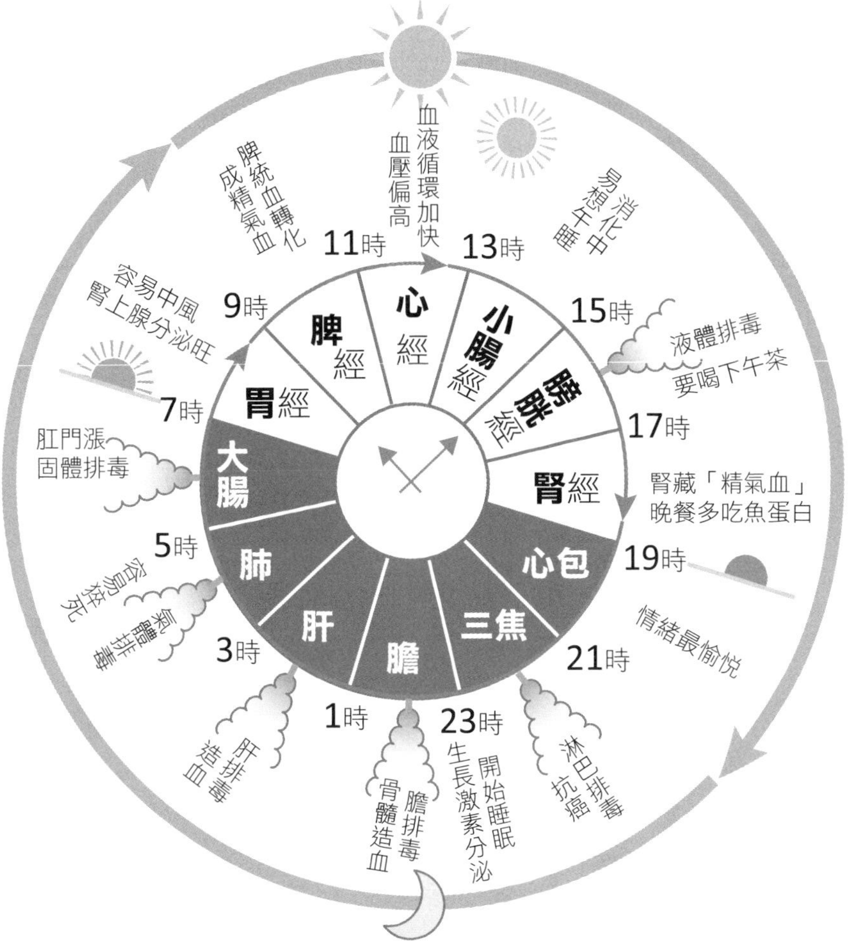

▲網路上流傳的「生理時鐘，經脈作息圖」。
（資料來源：https://plus.google.com/113639036122488774777/posts/5twqBKUX1L7）

的抵抗力，抵抗力差，身體自然而然就會變差，感冒就可能常會發生。

古語說「日出而作，日入而息」，就是古時候培養的生活習慣，也是提醒我們要保持規律的生活。生活規律，精神、體力會變好，情緒會跟著穩定、思慮周延。不管中醫或是西醫的觀點，古人、家人朋友的叮嚀雖然很煩，但卻不無道理。

回想起病後回紐約的第一年，我詢問主治醫師在國外生活有那些要注意的？他只交代我「保持生活作息正常！」聽起來很簡單，卻是我一直難以做到的事情，每次一忙或是趕作業，就會熬夜不正常，當要睡覺的時候，又會感到對不起自己，相當矛盾！生病後讓我學會注意身體的細微變化，常常回門診時我很緊張地問醫師哪邊又發現淋巴腫，倒是醫師都很冷靜地淡淡回答：「那些都正常」「人的體內有發炎反應時也都會有淋巴腫。」如果自己沒有這些壞習慣，或許對於這些正常反應就能冷靜以對。有時候在想，我為什麼要讓自己過得這麼辛苦？就像犯了錯要買贖罪券一樣；但是不要犯錯是不是就不用買贖罪券呢？

或許正常作息與身體健康不是恆等式，但作息正常絕對是保持身體健康的不二法門。現在學習公共衛生，很重要的是強調「預防」觀念，如何透過行為、政策的介入，來改善人的健康。規律作息是健康的開始，改變自己的生活作息，就是要自己積極透過行為的介入帶來改變，以避免身體又出狀況。

重點摘錄

規律作息是健康的開始，改變自己的生活作息，就是要自己積極透過行為的介入帶來改變，以避免身體又出狀況。

過度壓力影響身體的免疫力

在我升高中三年級的暑假，面臨大學的升學壓力，頭頂開始出現一圈一圈的掉髮，就是俗稱的「圓禿症」。當初不曉得原因，還去醫院打了刺激頭皮的針，希望頭髮快點長出來，很痛卻沒效果，直到大學聯考一結束，頭髮自然而然全部長回來了。

三年後，也就是大學二年級升三年級的暑假，課業越來越重、社團則是步入領導的階段，無疑在社團與課業都面臨了挑戰，頭頂又開始出現圓禿的狀況。當時年輕氣盛，身體出現狀況也不以為意，作息仍然非常不正常，所以這次還來不及等到壓力解除，癌症就找上門了。

同樣的狀況在我癌症確診與復發時都曾出現，頭頂很多小區塊沒頭髮，而且一次比一次嚴重，當然一切在我治療結束後，都慢慢隨著新生的頭髮長回來了。

雖然都沒有科學證據證明，但我發現當壓力一結束，頭髮就會長出來，讓我不得不註記，這是生活的壓力帶給我的身體變化。

壓力與免疫力對身體的影響

在網路看到一篇文章，提到造成免疫力變差的原因，像是睡眠不足、過度壓力、運動不足、飲食不均衡等，當免疫力低下容易得到感冒、病毒感染，或有些人會經常出現口腔潰瘍與皰疹，也是免疫力下降所引起。

有次期中考前突然又是發燒又是全身痠痛，當時以為是流行性感冒（但我有打流感疫苗），之後開始嘴巴破、手指腳趾皮肉痛，臉上、頭皮開始長疹子，身體出現的症狀疑似腸病毒，由於腸病毒在成人較少、症狀也多變，醫師沒辦法證實，只知道是「病毒感染」。因為很擔心會有其他併發症，又去讓感染科醫師確認，抽六管血檢驗一大堆項目，檢查出不是腸病毒，而是一種類似水痘的病毒（但還是不知道是啥）。

當初給身為醫護的同學們看手上的疹子，大家不約而同說「這是考試壓力疹」，但我認為自己壓力大歸大，抗壓性應該沒那麼差才對啊？疹子應該跟考試無關，只是星期一早上還持續在長的疹子，竟然在星期二考完試後，陸續緩解，臉部疹子也明顯開始掉疤，恢復神速。

在流行病學的一門課中提到「生物的易感受性」（正好就是我長疹子的時候），老師舉麻疹的例子，受到相同曝露（同樣在感染麻疹的人身邊）的人，並不一定會發生相同的健康效應，這其中牽涉到宿主（被傳染的人）的易感受性的差異。也就是說，必須要暴露在有麻疹人的身邊、本身又缺乏免疫力，這時感染到麻疹的機會就會增加。

後來想想，那次可能真的是因為考試壓力太大，造成免疫力低下，又正值流感的季節，才會受到病毒感染。病毒感染並沒有藥物可以使用，醫師只開給我一些藥緩解我因疹子造成的不舒服症狀。這些不舒服症狀，就在壓力解除後，逐漸恢復。好消息是，這次的病毒感染到恢復，可以知道我的免疫系統在自體幹細胞移植後，都恢復正常了。

壓力帶給我的省思

既然壓力會影響免疫力，免疫力差就比較容易生病，那麼減壓或許就能讓免疫系統恢復比較強健。在《正念減壓，與癌共處》這本書中提到，「短期壓力不一定有害，身體很快就能回到相對平靜的基準點。但是若長期曝露於壓力中，無法把身體帶回和諧的狀態，你的身體和情緒就可能更容易受到各種不同疾病的影響。」

生活實在不可能完全沒有壓力，適度的壓力可以督促我們進步；長期的壓力就比較容易對身體造成影響，若能認識自己的壓力情境，了解身體因壓力發生了什麼改變，當覺察身體出現壓力的警訊時，就能夠適時調整自己行為與態度，以降低壓力反應帶來的影響。現在每當我開始大量掉頭髮或是身體出現淋巴結腫大，就會特別留意手邊的工作是否影響到日常生活，對身體觀察幾天，同時也會提醒自己調整飲食與作息；若沒有改善或是開始惡化，就可能需要提前就醫檢查，至少現在要能夠做到早期發現、早期治療。

重點摘錄

認識自己的壓力情境，了解身體因壓力發生了什麼改變，當覺察身體出現壓力的警訊時，就能夠適時調整自己行為與態度，以降低壓力反應帶來的影響。

做個認真的病人

在復發第一次住院化療時，整天無所事事、問東問西，每次遇到醫師查房，就問他：「血球什麼時候掉？」「血小板太低怎麼辦？」重覆的問題問了很多遍，卻還是搞不清楚，有天我再次問同樣的問題時，姚醫師對住院醫師說：「妳去拿一本記錄血液的手冊給她！」

當時，醫師可能希望我透過紀錄了解自己身體變化，不過我真的有被刺激到，治療期間實在有太多不可預期、不可控制的狀況，唯有透過自我紀錄，才能自己掌控現在身體的變化，所以我告訴自己，一定要好好把這些血液的東西搞清楚，從此開啟了我記錄血液數值的習慣。

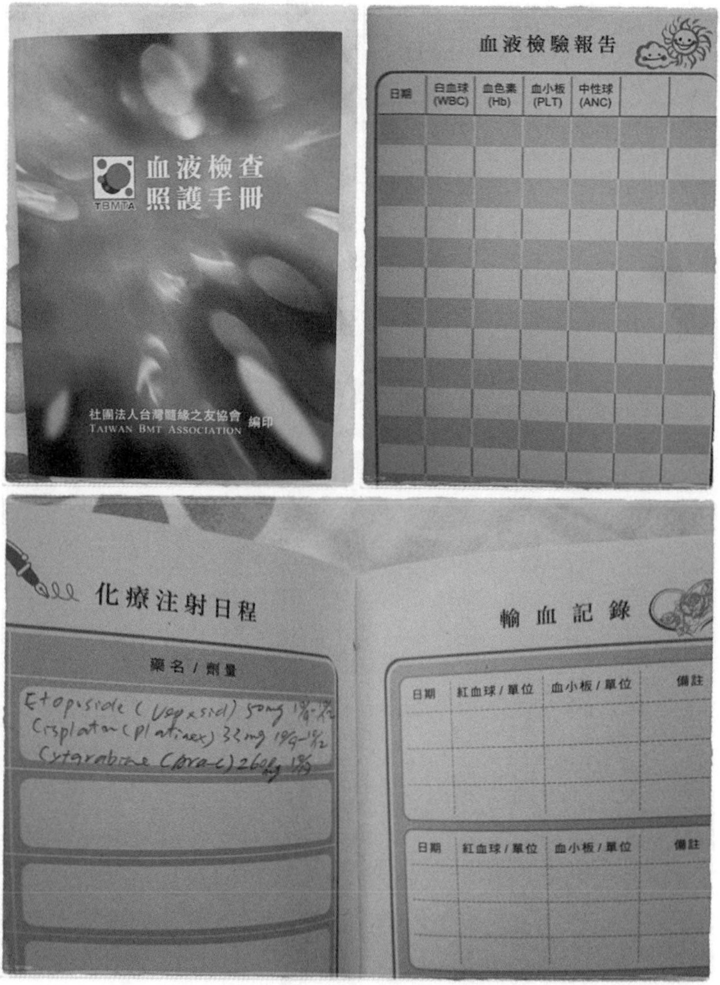

▲醫師給我的「血液檢查照護手冊」。

自己記錄更能清楚了解自身狀況

「血液檢查照護手冊」是一本髓緣之友協會製作專給血液科病人記錄血液檢測數值的筆記書，能清楚記下每次的血液報告結果，也可記下所施打的化療藥物種類、劑量與時間。血液檢查是每個血液科的病人門診時必備的檢查，將結果記錄下來除了可以使我們對自己的療程、身體變化有更清楚的了解外，當自己對疾病有更多認識後，對於與醫師溝通也會有不小的幫助，且更能夠清楚表達身體的狀況。

在我移植後，又拿到一本更詳盡的「進階版」骨髓移植護照，內含有血液記錄、用藥記錄、移植期間大大小小的各種記錄等，清楚地讓病人知道移植期間，在我們身上接受過了哪些治療、回輸多少幹細胞、輸過多少次血，這本護照可以擔任當我們臨時需要去陌生的醫院就醫時與醫師溝通的橋樑，使醫師能在短時間粗略了解我們曾經接受過的治療。

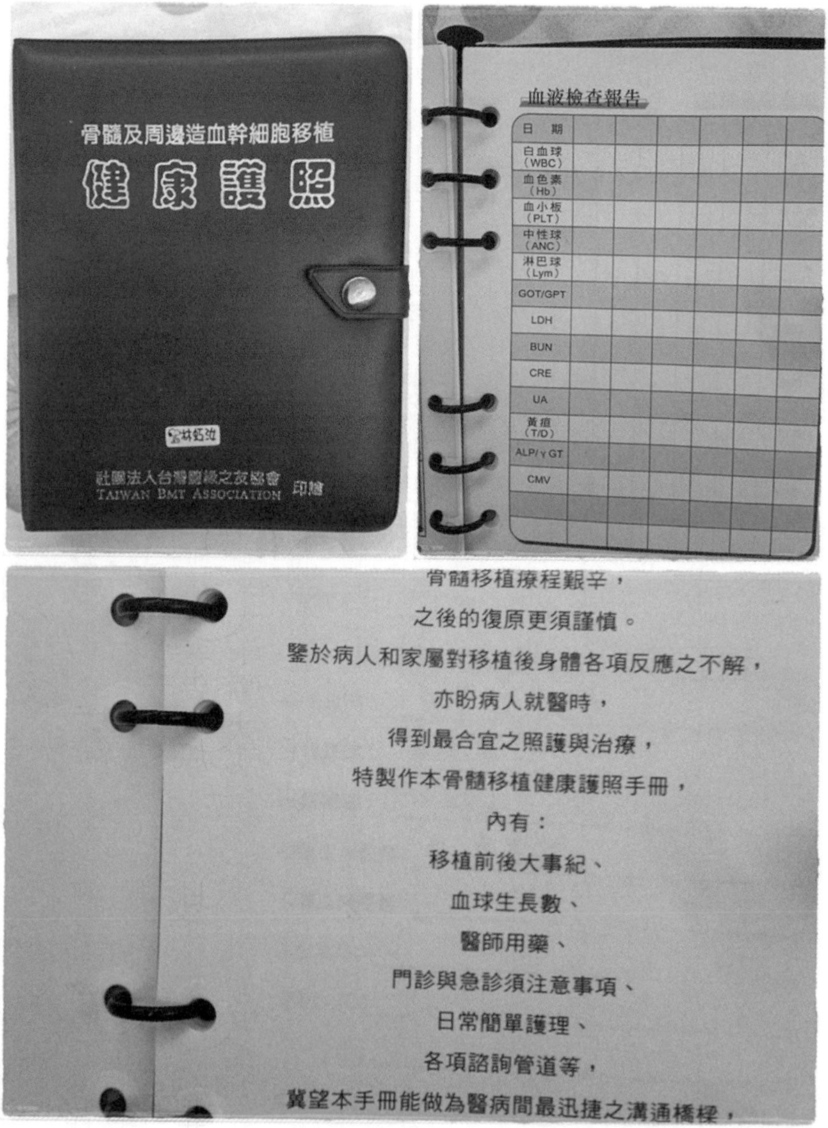
骨髓及周邊造血幹細胞移植
健康護照
社團法人台灣髓緣之友協會
TAIWAN BMT ASSOCIATION
印贈
血液檢查報告
日 期
白血球（WBC）
血色素（Hb）
血小板（PLT）
中性球（ANC）
淋巴球（Lym）
GOT/GPT
LDH
BUN
CRE
UA
黃疸（T/D）
ALP/γGT
CMV
骨髓移植療程艱辛，
之後的復原更須謹慎。
鑒於病人和家屬對移植後身體各項反應之不解，
亦盼病人就醫時，
得到最合宜之照護與治療，
特製作本骨髓移植健康護照手冊，
內有：
移植前後大事紀、
血球生長數、
醫師用藥、
門診與急診須注意事項、
日常簡單護理、
各項諮詢管道等，
冀望本手冊能做為醫病間最迅捷之溝通橋樑，

▲「進階版」骨髓移植護照。

最初這一本有很多跟移植有關的細節，因此是由總醫師協助撰寫，剛開始的記錄都是回診時遞給醫師填，有一次才聽病友說醫師都要他自己填，因為是自己的記錄，學習填寫也才會對這些報告更加了解！自此，每次回診我都會自動拿出移植護照與筆，做個對自己負責的病人！

我在紐約時，有次身體出現了一些狀況，必須在紐約抽血做檢查，因為我隨身攜帶健康護照，所以在抽血後可以比對過去的紀錄，很快了解自己目前狀況與過去的差異。那次檢查數值的變化仍在允許的範圍內，因此也快速地降低了我在異地的擔心。

另外，我要介紹的是癌症希望基金會所出版的「希望護照」，不僅限於血液科的病人，而是為所有癌別所設計。裡頭也是涵蓋了各類資訊，特別還包括了一些癌症病人相關的社會資源，非常實用。據其他病友分享，也有些醫院會提供病人專屬的資料夾或記錄本。就算沒有，拿一本筆記本用自己熟悉的方式紀錄都可以。

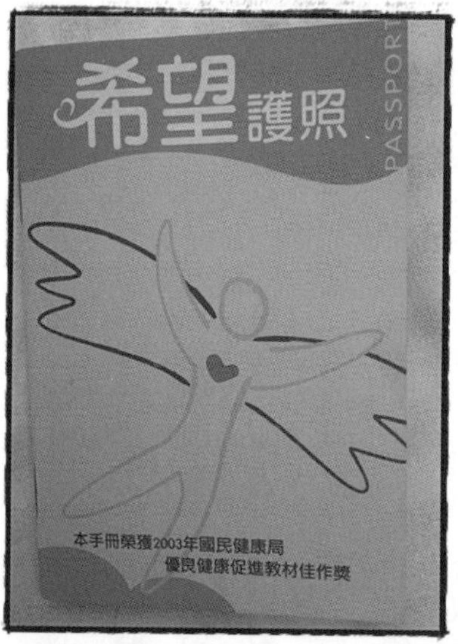

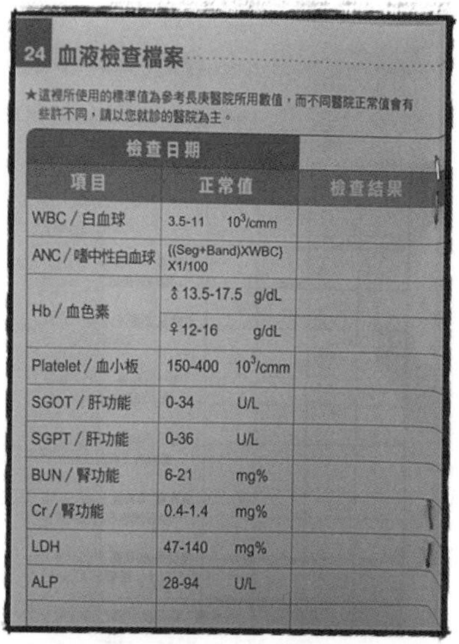

24 血液檢查檔案

★這裡所使用的標準值為參考長庚醫院所用數值，而不同醫院正常值會有些許不同，請以您就診的醫院為主。

檢查日期		
項目	正常值	檢查結果
WBC / 白血球	3.5-11 10^3/cmm	
ANC / 嗜中性白血球	{(Seg+Band)XWBC} X1/100	
Hb / 血色素	♂13.5-17.5 g/dL	
	♀12-16 g/dL	
Platelet / 血小板	150-400 10^3/cmm	
SGOT / 肝功能	0-34 U/L	
SGPT / 肝功能	0-36 U/L	
BUN / 腎功能	6-21 mg%	
Cr / 腎功能	0.4-1.4 mg%	
LDH	47-140 mg%	
ALP	28-94 U/L	

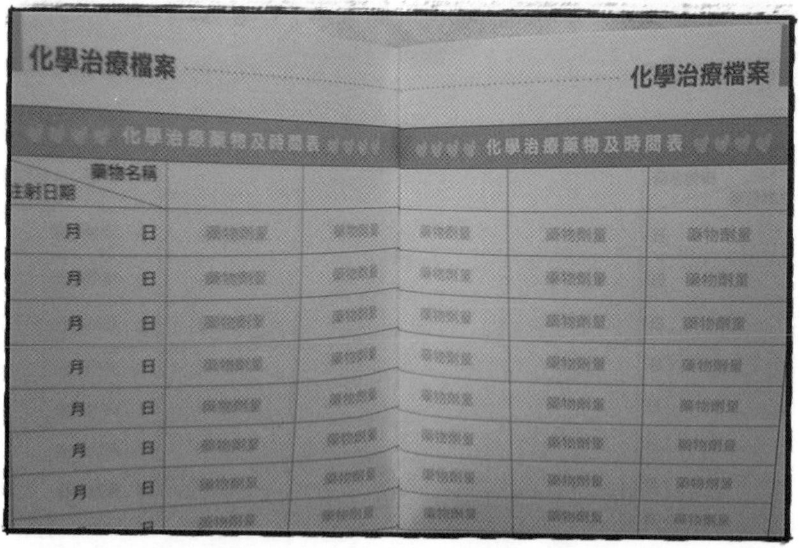
化學治療檔案
化學治療檔案
化學治療藥物及時間表
化學治療藥物及時間表
藥物名稱
注射日期
月 日
藥物劑量

▲癌症希望基金會所出版的「希望護照」，不僅限於血液科的病人，而是為所有癌別所設計。

善用科技帶來的幫助

另外，現在智慧型手機很方便，在網路上有很多款不錯的手機APP，可以讓病人記錄身體狀況。像是英文版本的Chemo Diary、lymphoma guide等，都可以記錄化療或血球、副作用變化等，甚至還可以繪出曲線圖，讓使用者對自己的身體變化一目了然。

我是個喜歡把事情搞懂的人，我覺得，當個認真的病人一方面是在協助我們認識自己的疾病與身體，一方面也是讓我們做疾病的適應，當然不見得一定要認真記住所有東西才是所謂的「模範生」，有些人就是不想知道太多，但是很配合醫師，不管是哪一種，只要選擇適合自己的方式，對自己的身體負責，就是個認真的病人！

重點摘錄

當個認真的病人一方面是在協助我們認識自己的疾病與身體，一方面也是讓我們做疾病的適應。

把問題逐一寫下，與醫師做有效的溝通

「我遇到一位相同疾病的病友，他治療後有再持續打標靶，但我都沒有，醫師也沒有提過，這讓我有點擔心。」

「那你要不要跟醫師問問看呢？」

「可是我跟醫師不熟耶，我不敢問他。」

總是有人會對我說：「我跟妳不一樣，我跟醫師不熟，醫師又很忙，每次門診都不太敢問他問題。但是不問，我心裡又很難受，會不斷胡思亂想，會不會太多人復發讓醫師覺得第二、三年的治療沒有意義？是不是醫師要放棄我？這讓我更加覺得不安。」

曾經我也對醫師的決策感到疑惑，例如原本說移植要前再做一次正子造影掃描確認化療的狀況，但後來醫師不知道是忘記還是評估不需要，就沒有再進一步做檢查。當然我也有疑惑，問過了才知道醫師有他們的考量，於是就順從醫師的治療計畫。事實上，醫師是根據他們的經驗，再加上評估幾次化療下來的狀況，決定讓我直接進入幹細胞移植病房做高劑量化療即可，而在開始高劑量化療前，也會再做一次電腦斷層掃描。

病患自主權提升

過去的醫病關係，醫師扮演類似顧問的角色，醫療又是高度專業的知識，再加上醫療資訊的不平等，病人通常都是聽醫師說、跟醫師走。隨著科技的進步，網路的便利，病人不僅可以上網找資料，還有線上支持社群，病人的自主權不斷提升，可以跟醫師針對治療計畫做進一步的溝通。

不過呢，也因為網路太發達，各種資訊品質參差不齊，正確性也值得商權。病友對於網路上的資訊必須慎選，一些病友的資訊可以當作參考，但不可盡信，最好還是找一些國家級的網站資訊。病友的經驗固然重要，但是每個人的狀況不一樣，所在的醫院也不同，每個人的經驗是不能套用的，有時候硬要把別人的經驗跟自己的經驗作比較，也會造成與醫師溝通間的阻礙。

就我所知，現在即時通訊方便，有些醫師甚至會主動把手機提供給病人，提供病人「緊急」線上諮詢。我要說的是，其實醫師們人都很好，很願意幫病人處理疑難雜症，只是一旦病人很多、看一整天的門診下來，確實難免會因為疲倦勞累而影響心情，之前我也會和病友開玩笑，「今天醫師心情好嗎？」依病友的分享決定等等看診要不要多發言，有些不是很重要的問題是不是就不要問等。我覺得與醫師溝通的技巧，有以下幾點：

1. **先把問題記下來**（有些時候我也會先上網，看看是否有類似的病友經驗）。
2. **進診間時先告訴醫師今天有些問題想要諮詢。**
3. **拿出紙筆記錄醫師的回答，當下有聽不懂的馬上詢問。**

4. 如果擔心自己會記不清楚，可以請陪伴就醫的親友一同記錄。
5. 真的再不行，可以徵求醫師同意錄音，回去再詳細研究，但如果醫師不同意，還是要乖乖豎起耳朵拿起筆記錄。
6. 現在很多醫院都有個案管理師，有些問題也可以請教你的個管師。

重點摘錄

隨著科技進步、網路便利，病人不僅可以上網找資料，還有線上支持社群，病人的自主權不斷提升，可以跟醫師針對治療計畫做進一步的溝通。

交叉比對，確認網路資訊來源的正確性

之前看到一則大陸的新聞，一位年輕人被診斷出罹患罕見癌症「滑膜肉瘤癌」，該病沒有有效的治療方式。其父母奔走各大城市的腫瘤醫院都得到相同的結論：無有效的治療方式。最後，一家人在大陸知名的搜尋引擎找到針對「滑膜肉瘤癌症」，有某武警醫院提供史丹佛大學的生物免疫療法，強調有效率高達八、九成。他的家人散盡家財好不容易湊到錢前往治療，治療結束病情卻無改變（甚至惡化），追查後才發現這治療方式在國外早就已經被淘汰，最後年輕人病逝，得年二十二歲。

大陸這則新聞很值得借鏡。當身邊的人罹患癌症，現在普遍人的反應是大致上不脱離：問親友、找名醫、找報章雜誌、上網搜尋這幾項。而現在網路資訊發達，上網找各種資料已司空見慣，也常聽到有人開玩笑說：「網路資訊發達，大家寧可上網找資料，也不願意聽醫師的建議。」

平時我確實也都會鼓勵病友多多了解自己的疾病，我自己也常上網查資料，中、英文比對。上網找資料真的很方便，但是也有很多陷阱。之前有聽醫師提到，很多病人問的問題都是因為看了電視、廣告等媒體宣傳，廣告用語讓病人印象深刻，但是廣告沒有對病人解釋清楚（有可能疾病、症狀不同，也有可能沒有把實驗整個狀況說出來，只說了片面的訊息），以至於病人產生很多的問題。類似的平面訊息都只能呈現單向意見（有時是廠商刻意突顯的），所以網路找資料要練習多方吸收訊息。

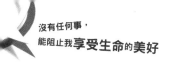

資訊來源是關鍵之一

找資料需要好好看資訊來源，還有發表人與發表時間等。若上網搜尋，可到政府相關單位（如國民健康署、美國國家癌症中心NCI等）、醫學會（如血液病學會、癌症醫學會等）、大型醫療院所（如台大醫院、三總、榮總等）或是民間單位（如癌症希望基金會、台灣癌症基金會等）找相關資料，也可看一些過來人的部落格；現在坊間也有很多癌症相關書籍，可以去找一些專門出版與健康書籍有關的出版社所出版的書籍，或是找國民健康署推薦的書籍，都比較能確保資訊來源的正確性。

現在社群媒體也很發達，Facebook、Line等都有許多病友團體，可以線上找病友即時諮詢，把找的資訊作比對與詢問。像是有病友醫師建議參加某某藥物的臨床試驗，可以透過網路社群，找到同樣也參加試驗的病友，聆聽他們的用藥經驗，降低對治療的恐懼。

有時我也會看網路病友部落格文章的經驗分享，這些訊息參考就好，因為即使同一疾病，仍舊有很多不同分型，每個人身體狀況也都不一樣。

太久的資料參考性不高

另外，收集資料的時候，我也會留意資料發佈的時間點。如果是一個太久以前的新聞或病友部落格分享，就當參考，畢竟現在醫療科技日新月異，雖然有些都還是用過去的傳統治療，但同時也有許多新的藥物上市，治療策略都有可能改變。像我癌症復發那一年，何杰金氏淋巴瘤還沒有標把藥物可以使用，可是七年後的現在，有標把藥物出現，目前（二〇一六年）食藥署通過針對CD30陽性的復發或難治型的何杰金氏淋巴瘤治療患者，可以使用抗CD30的標靶藥物，未來說不定還能通過健保給付。

不過有個很重要的觀念，當上網找了資料、也問了病友的經驗，我會再進行交叉比對的驗證，可以確保資料的可信度。比如在某個人的部落格看到使用某種藥物，我會針對該種藥物去找資料，在國內外是否真的有使用，是已通過的治療方式或是正在臨床試驗。最後還有疑惑之處，就會提出與醫護人員討論，帶著我的問題很禮貌地請教醫師（不是在挑戰醫師，只是想要知己知彼），希望在醫療決策上能有更多的參與和學習。

最後，治療過程中有問題多找資料與提問，絕對是件好事，但是不要相信坊間偏方或沒有根據的資訊，避免發生花大錢又沒有消災了事的窘狀，最後導致「家破人亡」。

重點摘錄

治療過程中有問題多找資料與提問，絕對是件好事，但是不要相信坊間偏方或沒有根據的資訊，避免發生花大錢又沒有消災了事的窘狀。

治療後什麼時候可以開始工作？

「癌症治療後什麼時候可以開始工作？」這是個大哉問，好幾次病友們在討論，我只能說每個人的疾病、身體狀況、復原狀況、家庭狀況都不太一樣，真的沒有一個標準答案，如果你覺得準備好了、身體復原了，那就勇敢往前走吧！

回到職場其實有幾個層次的考量：

- 自身體力
- 家庭經濟狀況
- 復職的目的

選擇工作則需要考量：

- **公司知不知道你的狀況？公司願不願意等你？**
- **工作性質？工作量？工作時間？**
- **加班慣性**

若以血液科的病人來說，因為一旦開始打化療，往往需要住院很久，所以會建議病友確診後請長假休息，等治療結束後再回職場。有的公司願意等，就先留職停薪；有的人可能因此就先離職專心治療，畢竟治療是一條漫長的路，特別是需要做異體移植的病友，移植後還會伴隨排斥的症狀，有時候並不是短時間就能恢復正常的生活。當治療都結束，剛開始可能會需要密集的回診，監控身體的狀況，這時候如果回職場，也要了解公司請假的制度，是否能配合或是給予彈性。

評估自身狀況決定何時開始工作

如果你問我，我會建議若評估經濟狀況允許，可以多休息就先休息，至少一年以後再恢復工作。治療結束需要一些時間恢復體力，若能利用休息時間養成作息規律的良好習慣，待身體調整好再回職場也不遲。

看過好幾位血液科的病友，不管在哪個時間點回到職場，我發現平均要二至三年工作才會再穩定下來。

曾有一位淋巴癌病友，在自體造血幹細胞移植後半年就開始找工作，找工作的狀況跌跌撞撞，因為生了大病又已長時間沒有工作，找到工作後一下覺得工作量太大擔心身體無法負荷，有的甚至在面談時談到要加班，才工作一天就自動打退堂鼓。面試、工作、離職幾乎花了他一年的時間，最後在移植兩年後才找到一個需要排班，但固定工時，工作穩定、收入穩定的工作，他也因而慢慢穩定下來。

另一位白血病的病友，他給自己一年多的時間休息，這一年他正常作息、規律運動，更利用這段休息時間圓夢與朋友架設網路商店賣衣服。當多次身體檢查皆穩定後，才回到職場。他總是笑笑地對我說：「現在的工作我都比老闆早下班，因為我堅持要準時上下班、不加班。」「中午休息一個半小時，吃飽後我就會到附近公園散步，找個樹蔭下做氣功。」他在休息復原的那段期間，養成規律的生活，也將這樣的良好生活習慣帶回職場，看到他的例子，讓我覺得好好休養真的很重要。

也有一位沒有做骨髓移植的白血病的病友，他治療結束後休息半年左右，公司就向他招手要他回去上班，有過生病的經驗讓他特別注意工作的時間與內容。因為公司了解他的狀況，一開始讓他一週上四天班，其中再一天彈性可以在家工作。他也利用這樣的緩衝，慢慢調適回到職場的生活。大概一年以後才恢復為全職工作，每週上五天班。

還有一位淋巴癌的病友，在自體移植後快滿一年就回到職場，他是因為

「留職停薪」期滿，必須做個抉擇，也因為家庭有經濟負擔，不想待在家裡當「英英美代子」，所以他就很快回職場。像這種時候，我就會不斷提醒「不要太累」「如果真的不舒服千萬不能硬撐，一定要請假去就醫。」

舉了很多例子，都是想表達畢竟回到職場需要一點調適，不少人因為有復發的恐懼，當一回到職場就會不斷自己嚇自己：「以前我就是因為工作太累太操爆肝，最後才會得癌症，那現在又回到職場（有時候還是同一間公司），會不會又生病？」那種夢魘常常會影響病友的情緒，嚴重的話還會有憂鬱症傾向。這時候，我比較建議病友跟公司主管談談，如果可以在業務上做調整，也是一種解決的方式。

如果你很幸運，公司願意讓你一邊治療、一邊工作，只要在身體允許下，未嘗不是另一種方式。

一位肺癌病友，他說只有一開始打化療時休息了一陣子，之後都是一邊工作、一邊治療。公司很照顧員工也認為應以身體為重，給了病人很多的便利與通融，而同事間也很幫忙，太重的工作同事都會搶去做。

還有一位乳癌病友，可能因為家庭有經濟負擔，與公司商量後採取彈性上班的作法，只要化療週就不會進辦公室，多休息幾天後才會再回去上班，儘量讓工作時間有規律，也方便同事間互相照應，但是當身體不舒服，就還是乖乖在家休息。

回歸職場的再適應

康復的病人總是被教導，回歸正常生活，所謂的正常生活除了飲食作息正常外，也包括了回歸職場。但每個人除了身體的狀況不同外，所身處的環境也不一樣，所以回歸職場也需要再適應。職場的適應除了病友自己，他的主管、同事也都需要學習。畢竟職場是個需要人與人接觸的場所，彼此的工作可能也有所牽連，擔任主管的不只需要顧到病友的狀況，也需要考量到對其他同仁的工作分配及整個公司或部門的營運。同事間則是能否彼此互相幫忙，對癌症康復的病人不投以異樣眼光。最後病友自己的身心靈調適，從工作中找回自己的價值，但也要接受疾病對身體帶來的變化，都調整好後，那就勇敢往前吧！

重點摘錄

每個人除了身體的狀況不同外，所身處的環境也不一樣，所以回歸職場也需要再適應。

找工作二三事

有一位病友曾留言問我：「我剛畢業卻同時上了癌症大學，目前度過了治療開始回診追蹤，如果一切順利，我要開始找工作。有看過你回台找工作的文章，看你以輕鬆態度告訴人資，我也想像你這樣，不過我資歷並沒有像你一樣豐富，很怕面試官無法接受生病的人，台灣不向外國一樣開放，不知道能否給我一點建議？」

關於癌症汙名化

一直不是很懂，為何在華人社會裡，癌症會是個嚴肅且大家不敢談論的議題？得癌症又不是做什麼壞事，這是一種生命現象，為什麼這話題大家避之唯恐不及？又或者為何要這樣替癌症病人貼標籤呢？現今醫學進步，我們應擺脫「癌症等於絕症」之悲觀認知。

反觀我在紐約時，不管是找實習及工作的時候，我的履歷最加分的一點就是「我是一位淋巴癌的存活者（survivor）」，面試官會問我，「為什麼這段時間會空白？」「為什麼想要來這邊實習？」

通常我都是誠實以報：因為生病所以我暫停學業回台灣接受治療，現在康復又回來繼續讀書。基本上面試官都會因為我的努力不懈而印象深刻。

第一份實習工作是走入社區進行癌症篩檢的研究，我告訴他們，正因為我是癌症病人，更覺得癌症早期篩檢的重要，如果能透過這樣的研究找到一個可以讓民眾甚至是弱勢族群更容易接觸的醫療，才是真正幫助社會的事。

回台灣找工作，我都是找癌症相關的，其中也有之前就曾接觸過的單位，所以公司主管都了解我的狀況，不需要特別說明自己疾病的來龍去脈，他們都能理解，也因此求職都很順利。

可是大多數的人可能不像我這樣幸運，反而因為身體的狀況，求職時常碰壁，有些人甚至在面試時不敢告知面試官自身的疾病狀況。可是若你面試時沒說清楚，日後可能會造成一些誤會或是溝通上的阻礙。但是病友的考量也不是沒有道理，因為對癌症的汙名化，認為罹癌的人生命縮短、體力變差，很多不可控的條件，可能因此影響到企業主的用人意願。

我想根本的原因還是大家對癌症的不了解。我遇到的長官對癌症認識都很深，他們知道當病人康復後能夠回歸社會、回到正常生活，對國家、社會都是好事，也可以減少社會福利的負擔。

根據一份年代有點久遠的調查[2]，美國大都會保險公司在一九五九至一九七二年間雇用了七十四名癌後回歸職場的員工，針對這些員工的工作表現、績效、出缺席等項目，與同年齡、執行類似業務的一班員工進行比較，研究發現曾經罹患癌症的員工之工作表現一樣令人滿意，也就是說罹患癌症的員工在康復後回歸職場，並不會影響他的工作表現。

癌症現在就像慢性病一樣，有些人康復後也不需要長期服藥，很多癌症病人當康復以後，雖然身體、心理甚至外觀產生了改變，但他能做的事情和一般人差異不大，若能順利回歸職場，一樣能為社會貢獻，把福利提供給更需要的人，這樣對國家也是一種正向循環。就像電影〈愛情萬物論〉的男主角霍金一樣，雖然生病了，但他克服身體的障礙，善用他的優勢，不只對社會、對全人類都有貢獻。

面試時要不要坦誠自身有癌症？

相信不少人因為癌症治療而中斷工作一段時間，當再度求職時，雇主勢

2 Wheatley GM, Cunnick WR, Wright BP, et al. The employment of persons with a history of treatment for cancer. Cancer 1974;33:441 - 445

必會針對那段空白時間了解。除非雇主沒再細問，不然很難不說實話。再說，說了一個謊就必須要再說無限多的謊言來圓謊。我會比較建議面試時坦白陳述過去疾病經歷，而願意來工作也表示有「我已準備好」的決心。

平時我接觸的病友以血液癌症類的居多，針對進行過造血幹細胞移植的病人來說，因為可能需要定期回診，若在面試時未能說清楚，可能會在之後造成不必要的誤會。公司可能無法理解你為何一直請假，因為請假影響到部門績效，也可能因為請假，造成其他同事的負擔，而形成一種負向循環。

就是一個知的權利，病人都有疾病知情權利，坦白的告訴雇主自身的狀況，若雇主評估沒有問題，這樣彼此在工作上也比較不會有猜忌。我想現在越來越多人罹

重點摘錄

坦白的告訴雇主自身的狀況，若雇主評估沒有問題，這樣彼此在工作上也比較不會有猜忌。

患癌症，也越來越多人對於癌症有多點了解。面試時必要的溝通，對雙方都是好事，換個角度想，有越多癌症病人可以正常回歸職場，也就會有越多雇主願意接納癌症病人就職。

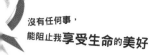

癌症治療與生育

其實我第一次生病治療時，媽媽有詢問醫師是否會影響生育能力？醫師很肯定的說不會。也確實，當時可能還年輕，我每個月的生理期都非常正常，有時候還遇到化療跟生理期撞期。

可是到了復發後，醫師就提醒，很大部分的人會因為做過高劑量化療後出現早發性停經。在治療開始之前，醫師說：「早些年我們比較不會提，但現在冷凍卵子的技術越來越成熟，如果未來希望生小孩，可以考慮冷凍卵子。」

當時的我其實被疾病復發的壓力籠罩著，根本無力也無心思考未來要不要生小孩，當時父母親評估後決定「不希望未來有遺憾」，於是我們接受了建議，進行卵子冷凍保存。

後來，我把這一段歷程記錄在我的生命日記中，這些年陸陸續續有病友告訴我：「因為看了你的書，讓我有機會跟醫師討論，並於開始治療前保存卵子。」原來也是有很多病人不清楚癌症治療可能會影響生育，也不知道病人可以選擇保存自己的生育力；也不見得每位醫師都會跟病人提到不孕及生育保存的議題。

這幾年血液科的病友間時常討論到關於女性生育的問題，我除了有自己的經驗外，過去也曾找了許多相關文獻、國外經驗，把病友常問的一些問題或是分享的經驗加以整理。

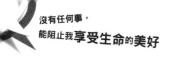

癌症治療會不會影響生育呢？

根據國內外資料，大多數的化學藥物治療和放射線照射，對身體都有毒性，可能影響癌症病人的生育力。而決定一個人的不孕風險，還需要考慮的因素包括：癌症類別、治療計畫（化療藥物或放療的劑量）與病人的年紀。

癌別很容易想到的當然就是與生殖器官相關的癌症，如子宮頸癌、卵巢癌、子宮內膜癌，一旦全部切除自然就會影響到生殖功能。癌症類別如淋巴癌、白血病，因需要全身性化學治療、甚至造血幹細胞移植，為了治療癌症會運用劑量高、毒性強的藥物，容易破壞生殖功能。年紀的部分，有些女性已邁向更年期，常常化療一打下去，就會停經，這樣的機率會隨著年齡越高而提高。舉例來說，同樣是乳癌的病人，接受一樣藥物與劑量的治療，四十歲的病人停經的機率就會比二十五歲的女性病人來得高。

化療後、移植後，真的就不孕了嗎？

若問醫師「治療後真的就不孕嗎？真的生理期就不回來了嗎？」醫學上

其實沒有一個百分百的答案，以血液科做過移植的病友來說，我得到的答案大部分都是「YES & YES」。如上面提到，化療或放療有毒性，會對卵巢造成傷害，而這傷害大部分是不可逆的。也確實，我遇到好多位年輕女性病友，經驗都是做完造血幹細胞移植後（不管是自體或異體），就已出現更年期狀況，生理期也都沒來了。

但是呢，「YES」之外總還是有例外，有兩三位病友年紀大概二十出頭，做了自體的幹細胞移植，跟我打一樣的配方，但是移植後生理期都還正常。另外，身邊有兩位血癌病友，一位是急性骨髓性白血病，一位是急性淋巴性白血病，兩位都在治療結束後自然受孕，不過她們都沒有做骨髓移植。而另一位淋巴癌病友在做過自體幹細胞移植後，因為出現更年期不舒服症狀而開始補充荷爾蒙藥物，沒想到在自行停藥一個月後意外懷孕。我們都開玩笑說這是神的恩典、老天爺的禮物，真是奇蹟呀！

這麼說來，好像也不是說打了化療或做移植就絕對不孕，整理一下不孕的機率問題，發現有做骨髓移植者要再恢復生理期的機會，比僅做化療的機率更小；而異體移植又比自體移植更沒機會恢復生理期。

最近遇到幾位二十歲左右的年輕病友，她們異口同聲提到異體移植完一年多，生理期仍然沒有恢復，但因為有上面這些「學姐」的例子，我都會鼓勵她們：「不要放棄，要保持盼望，妳們都還年輕，或許會有奇蹟！」

到底罹癌後還可不可以當媽媽？

現在知道化療、放療對身體有影響，但隨著醫學技術進步，當女性要進行治療前，可以考慮凍卵（已結婚的人也可選擇冷凍胚胎，也就是受精卵），這些都是全世界生育保存的標準治療選擇。如果有凍卵或凍精子，將來疾病康復結婚後，可以嘗試人工生殖。新聞就報導過一位二十五歲罹患血癌的病人，聽取醫師的建議進行凍卵，九年後與老公透過人工生殖產下一女。

至於若治療前因為疾病狀況緊急，當時以生命為重，並未選擇冷凍卵子精子，治療後也出現更年期症狀的個案，其實還是有別的選擇為人母或為人父，像是找捐贈的精子或卵子，甚至是領養小孩。

最近有位病友，生病時沒有保存卵子，治療結束後五年多與相戀多年的男友結婚，也開始計劃生小孩。於是她先到婦產科檢查，原本醫師評估有機會使用到可能殘存的卵子，但打了排卵針後，發現卵巢功能完全喪失，最近她開始吃劑量較高的荷爾蒙來評估子宮內膜的厚度，如果適合受孕，準備找別人的卵子，用先生的精子，進行人工生殖。

另有一種方法，是所謂「打保護卵巢的針」，但其實這不是真的保護卵巢，而是一種仍在實驗階段的卵巢功能抑制的生育保存方式。卵巢功能抑制是指，於進行化學治療前或治療中，使用促性腺激素釋放賀爾蒙類似劑（Gonadotropin-releasing hormone agonist，GnRHa），可暫時降低卵巢裡的卵泡的成長活性，使病人卵巢暫時休息，減低化療藥物毒性對卵巢功能的影響。我曾問過婦科醫師，她的答覆是那都還在試驗階段，並未完全證實有效；而我也問過其他有類似經驗的病友，其實他們做了骨髓移植後皆達到停經狀態，看來藥劑對她們並沒有發揮功效。但因為這是作法之一，所以也提供給病友參考。

最後還是要補充一下，有些像白血病的病人，疾病來得又急又快，有時需要立刻開始接受治療，如果有生育規畫，可以跟醫師討論，切莫因為想要生小孩而不接受治療、或延誤治療。

重點摘錄

如果有生育規畫，可以跟醫師討論，切莫因為想要生小孩而不接受治療、或延誤治療。

停經以後

大部分做過造血幹細胞移植的病人，因為高劑量的化學治療或放射線治療等因素，移植後會出現「更年期」的症狀，在四十歲之前因這類因素出現停經現象，則稱為「早發性停經」。

造血幹細胞移植後停經了怎麼辦？要不要補充荷爾蒙？

一般來說（至少在我治療的醫院）造血幹細胞移植後一年，主治醫師會安排抽血檢驗荷爾蒙指數（FSH和E2），如果達停經的標準，就會轉診婦科評估服用補充荷爾蒙的藥物。

然而我在造血細胞移植後不到三個月，就開始出現燥熱的更年期症狀，非常不舒服，親身經歷過才知道更年期這麼辛苦。後來主治醫師安排抽血檢查，報告出來後就轉診婦科評估。婦科醫師說我的FSH已經超過正常標準，要開始補充荷爾蒙藥物，從那時起吃到現在已經超過七年，醫師說要吃到自然停經的年紀（至少四十歲）。

這些年，我好幾次詢問血液科與婦科的醫師，真的要補充荷爾蒙嗎？這樣會不會太依賴藥物？醫師說，對於我們這種年輕的病人，補充荷爾蒙利大於弊。不但可以減緩更年期的不舒服、預防更年期骨質流失，還可以提升生活品質。更重要的是，若是未來還有生小孩的打算，持續補充荷爾蒙藥物可以避免子宮萎縮，才會有機會懷孕生子。

吃荷爾蒙會不會有副作用？會不會易得乳癌？

第一次吃荷爾蒙藥（詩維娜，Sevina）時，查看藥物副作用包括噁心、嘔吐、腹部痙攣、頭痛、改變經期、浮腫等狀況，但因為每個人身體狀況不同，醫師要我先吃藥觀察一個月，若沒有問題下次再回診拿藥，之後就可以用慢性處方箋領藥。我吃到現在，身體並沒有什麼不適，每個月定期會有生理期（醫師說是藥物性的）；不過倒是聽過幾位病友提到，吃荷爾蒙的藥物會頭痛，不然就是頭暈，如果遇到這樣的狀況，還是需要找婦科醫師諮詢與評估，或許有不同藥物可以選擇。

曾看過報導提到補充荷爾蒙容易得乳癌，我也詢問過婦科的醫師，確實有那樣的研究，不過那些都是年紀較大、已步入更年期的女性，目前並沒有針對年輕女性補充荷爾蒙的研究顯示易罹患乳癌，再說目前藥物劑量很低，以長遠來看補充荷爾蒙還是比較好的。若是擔心，還是可以定期安排檢查。

看中醫有用嗎?吃中藥月經會恢復嗎?

其實我移植後出現更年期狀況時,有先去看中醫吃中藥調理,希望有天能恢復生理期,畢竟這對女性來說,這是一種女性的象徵,吃了幾個月更年期症狀沒明顯改善,只好改看婦科,開始補充荷爾蒙;開始吃藥五年後,因為聽到病友說,沒有不舒服就不要吃,所以我自行停藥改吃中藥調理,仍舊希望有奇蹟,但不到一個月我就受不了更年期的不舒服,只得乖乖繼續吃荷爾蒙藥。兩次的經驗都是更年期的不舒服加上吃中藥太麻煩了,根本無法繼續盼望奇蹟的出現。

聽到不少病友嘗試吃中藥調理,但沒有人可以保證吃中藥月經就會來,而目前我是沒有聽過有人吃中藥而

重點摘錄

對於年輕的病人,補充荷爾蒙利大於弊。不但可以減緩更年期的不舒服、預防更年期骨質流失,還可以提升生活品質。

恢復生理期的例子。每個人的狀況都不一樣，很多經驗分享都是從病友們口中提到的，如果年輕的病人真的有更年期症狀導致不舒服，記得要跟主治醫師反應，或許該安排看婦科醫師。

關於女性勞保失能給付

記得移植後有志工告訴我，移植一年後可以申請勞保失能給付。當時我的身分是學生，沒有勞保，於是這件事情並沒有發生在自己身上。之後陸陸續續聽到好幾位病友詢問此事，覺得這是病人的權益，不該讓自己的權益睡著，於是我開始對此進行了解。

什麼是勞保失能給付？

失能給付有兩種：「失能年金」和「失能一次金」。做過幹細胞移植的病人可請領的資格是屬於失能一次金中的：被保險人遭遇傷害或罹患疾病，經治療後，症狀固定，再行治療仍不能期待其治療效果，經全民健康保險特約醫院診斷為永久失能，失能狀態符合失能給付標準規定，但未達「終身無工作能力」之給付項目者，得一次請領失能給付。

勞保失能標準中生殖器失能的審核標準是，女性包括「切除子宮」、「切除兩側卵巢」及「因為化療或放療致喪失生育能力」。許多有接受幹細胞移植的女性病人，若未滿四十五歲，原有生殖能力，因傷病割除兩側卵巢或子宮，或因放射線或化學治療，致不能生育者，可以申請給付。

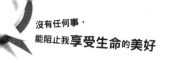

該如何申請？

根據規定，須向勞工保險局索取書面申請資料，由醫師填寫表格，勞保局會依據狀況決定理賠金額。

如果確定自己有請領資格，可以親自到勞保局領取申請表或是打電話到勞保局，請承辦寄送失能給付申請書及給付收據、勞工保險失能診斷書（是一本冊子，不能網路下載使用）兩項文件。若要郵寄資料，承辦會先稍微問一下為何要申請，之後就會寄資料到指定地址。

請醫師出具失能診斷書

基本上，移植後一年醫師會安排抽血，檢查荷爾蒙相關指數，確認是否已達到更年期標準。請領到申請書後，我們需要自己填寫整份申請書及給付收據，以及勞工保險失能診斷書第一頁（見圖標註(1)），剩下的失能診斷書就交給醫師處理；色塊標註的(2)很重要，務必要蓋上醫院的官印。然後再把(1)＋(2)交至勞保局即可。勞工保險失能診斷書中我們要勾選的地方是：因放射線或化學治療導致不能生育。

送出資料後依舊是個漫長的等待，醫院方面跑流程大概要一個月，再

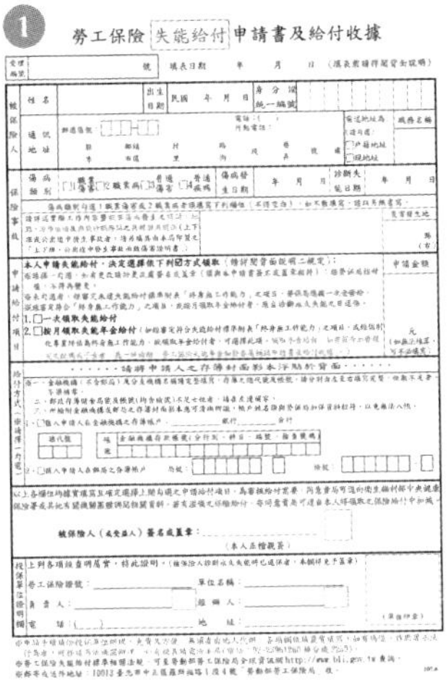

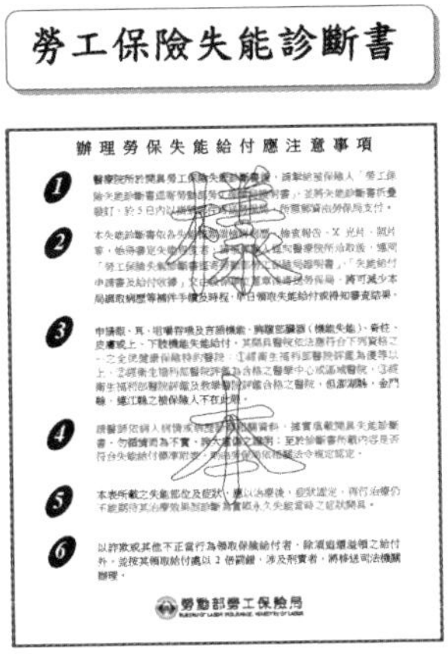

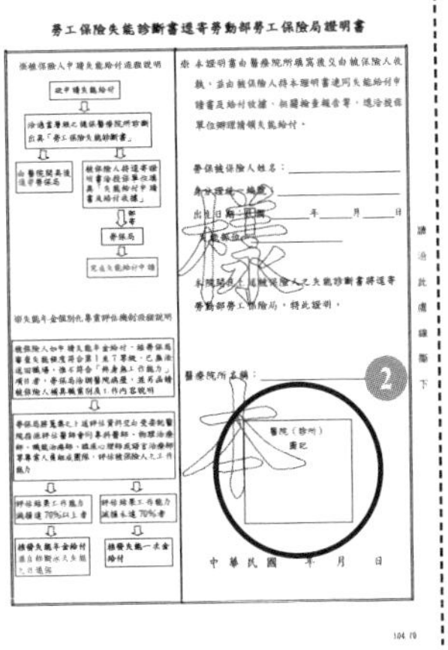

4. 胰臟：請附最近 6 個月之病歷影本（全切除者免附）

□胰臟全切除

□胰臟切除_______%，□是 □否 因胰臟部分切除致糖尿病或致原患糖尿病加重

5. 胃：請附最近 6 個月之病歷影本

□胃全切除

□胃切除______%

6. 脾臟：□脾臟全切除

7. 腎臟：□左側 □右側 腎臟切除　□左側 □右側 腎臟完全喪失功能　□腎臟移植

□二側腎臟無機能終身定期作血液透析，如已接受定期透析治療（洗腎）日期：__________

8. 腸：請附最近 6 個月之病歷影本

□大腸 □全切除 □切除_______%

□小腸切除_______%，□有 □無 短腸症候群

9. 肛門：□做永久性人工造瘻(人工肛門)　□肛門括約肌不全致大便失禁　□做臨時性人工造瘻(人工肛門)

10. 膀胱：□膀胱切除或機能完全喪失，□有 □無 裝置永久性人工膀胱

□膀胱萎縮容量祇存 50 西西以下　□膀胱括約肌變化致尿失禁

11. 腎上腺素：□喪失兩側腎上腺，需終身補充荷爾蒙

12. 骨盆：□骨盆環骨折引起尿道外傷，導致嚴重尿道狹窄，無法以外科手術矯正，必須終身置放恥骨上膀胱造口

13. 生殖器：

男性　□喪失兩側睪丸　□陰莖大部分缺損或嚴重畸形

□骨盆環骨折引起骨盆內臟神經（勃起中樞神經）病變所致之陽萎

□因放射線或化學治療致不能生育

女性　□割除子宮　□割除兩側卵巢　□左側 □右側 卵巢割除　□左側 □右側 輸卵管割除

□因放射線或化學治療致不能生育

14. 乳房：□雙側乳腺全部切除　□左側 □右側 乳腺全部切除　□左側 □右側 乳腺部分切除

15. 其他臟器機能失能或切除(請詳載臟器部位、名稱、遺存之失能或臟器切除後之失能程度)：

（本項失能詳況內容未完，請續接第 10 頁）

9　　104.10

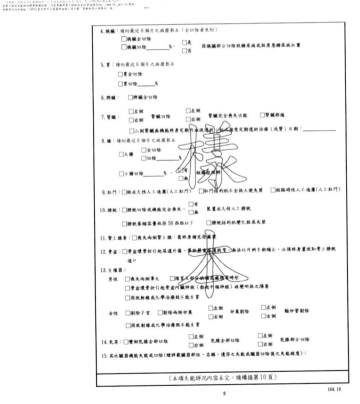

拿到勞保局又要一個多月才會通過審核、領到理賠；另外，還要支付新台幣五百元的證明書費用。

理賠的金額有點複雜，會依投保金額，從診斷失能日算起前六個月所投保的薪資平均計算，給付的額度會依等級給予給付日數，最高第一等級，給付日數一千二百日，最低第十五等級，給付日數三十日。所以每個人的標準與可以請領到的額度都會不太一樣。

最後，根據病友的經驗，由於要請醫師填寫診斷證明書，不同醫院，其做法可能不太一樣，有些要請婦科醫師出具證明、有些可能是由血液科醫師提出，務必與自己的主治醫師詢問清楚。還有，有申請也不一定會核准，若真的沒過也別太失望，換個角度想想，就是自己身體被認定還不達失能狀態！

重點摘錄

由於要請醫師填寫診斷證明書，不同醫院，其做法可能不太一樣，有些要請婦科醫師出具證明、有些可能是由血液科醫師提出，務必與自己的主治醫師詢問清楚。

從病友團體尋求支持與協助

在我初罹癌的年代（十幾年前），抗癌只能從醫師口中問到或是網路、書本中找到相關的資訊；到我復發的時候（大概七、八年以前），開始有不少病人會透過撰寫部落格分享經驗，可以從前輩那得到抗癌的知識與力量；讓我也開始用部落格記錄自己的生命歷程。

到現在，社群網絡（Facebook、Line等等）越來越盛行，產生了不少抗癌社團或是癌友Line群組（常常都還依癌別分類），可以即時分享經驗，靠群體力量抗癌，是現在的趨勢。抗癌應驗了「團結力量大」這句話，群體抗癌不只在經驗上做交流，在心理層面上更是一種同理與慰藉。

社群媒體串聯每個生命

在我生病期間，其實滿封閉自己的，除了沒有讓很多人知道我復發住院，也沒有與相關病友接觸，本身害羞內向（外表又酷酷的），在診間外也不會與人攀談。我是靠家人支持，面對疾病單打獨鬥。不過這是個人的選擇，我不喜歡成為鎂光燈的焦點，也剛好整個生病期間也沒有太多突發狀況，沒有太多焦躁不安的情緒，真有問題只需在門診問問醫師、問問志工就足夠。

但很奇妙的，康復後我卻加入病友團體，也在診間外遇到熱心的病友，在病友的牽線之下，認識越來越多的病友與家屬。隨著科技的進展及在社群網絡趨勢的推動下，和幾位病友共同成立的臉書（Facebook）社團，從剛開始以台大醫院病人為主，經病友的互相介紹，慢慢有在不同醫院治療但同樣是血癌的病友加入。新加入的病友提到，在沒有加入社團前，感覺自己單打獨鬥，到了社團才知道「原來不只他一人」，感覺有一群人陪著抗癌。

在社團中，每次有病友或家屬發問，總是會有非常多熱心的病友提供協助，每位病友分享的資訊專業度不輸給醫護人員，有時候一些住院的生活照護「撇步」，更勝於醫護人員指導，因為這些經驗都是親身經歷所累積。

對於已是老經驗的病友，若遇到太焦慮的新手癌友諮詢，容易感到招架不住，還會製造不少負能量，這時透過群體的力量，讓更多的人一起關心新病友，把焦慮帶來的負能量分散，才不會只堆積在某個人的身上，這是病友間分享的另一個優點。

在社團中，我也看到一些病友的改變，有些人剛加入社團非常焦慮、緊張，然而當他們變成學長姐，也會開始鼓勵新進的病友，每位病友間互相打氣扶持，在有需求的時候接受他人幫忙，當自己有能力助人的時候，也會適時伸出援手，這都是一種善的循環。

意外的收穫

這些年結識不少病友每位病友有不同的故事外，大家的工作、成長背景、專長都不同，慢慢形成一種人脈資源。當對病友更加的了解，我也能當起人力仲介，協助找尋有相關經驗的病友。之前有病友的家屬要到美國工作，我立刻想到有另一位病友就居住在該城市，於是介紹他們認識，讓他們在異鄉彼此能有照應。

現在遇到新病友，都會鼓勵他們尋求病友團體支援，不見得非得跟人互動，有時候看著其他病友的對談，也都能從中獲得寶貴資訊。總之，在病友圈子中，大家互相交流，透過經驗的分享減少對不確定的恐懼與害怕，有時還會有意想不到的收穫。

重點摘錄

在病友圈子中，大家互相交流，透過經驗的分享減少對不確定的恐懼與害怕，有時還會有意想不到的收穫。

病友出遊，分享生活智慧

這些年有很多的機會接觸到病友，隨著病友社團的成立，在疾病資訊外，大家也會分享生活的智慧，夥伴間就會建立起更深一層的關係。

先是在二〇一二年，和幾位病友臨時約去武陵農場賞櫻花。當時櫻花正開，要是假日前往肯定大塞車，到達武陵也人山人海。既然我們都沒有在工作，乾脆利用平日、避開人潮，挑戰一次武陵農場賞櫻花。竟然就這樣幸運約到夥伴、找到車子、還訂到住房，讓我們完成兩天一夜的賞櫻之旅。

後來，一位正準備重返職場的病友揪團出去玩，想在開始工作前可以出去踏青，每次我們病友聚會都是找地方吃東西聊天，剛好有機會改變一下，適逢中秋連假大夥決定去花蓮看金針花。想到花蓮有病友，可以藉此來個異地病友聚會，不然每次聚會外縣市的病友都必須特地到台北。

學會慢活

那趟三天兩夜的旅程，大家都擔心行程太累，彼此就有共識不急著要看到多少景點、要吃多少美食，既然都到花東地區，應該要好好享受慢生活。原來我們都覺得過去的生活太衝、太急，什麼都想要、什麼都放不下，生病讓我們學習放下，也學習到「急事緩辦」，現在大家反而在學習怎麼慢慢生活。

凡事慢慢來，遠離都市塵囂，在後山反而可以很自在、很輕鬆。每天睡到自然醒，看了金針花、做了爆米香、在伯朗大道騎單車，還有一天，我們刻意沒排行程，跑去喝咖啡，和咖啡店老闆聊天，這樣也可以耗掉大半天。這次的旅行沒有被行程追著跑，反而很隨心所欲的做想做的事情、看想看的

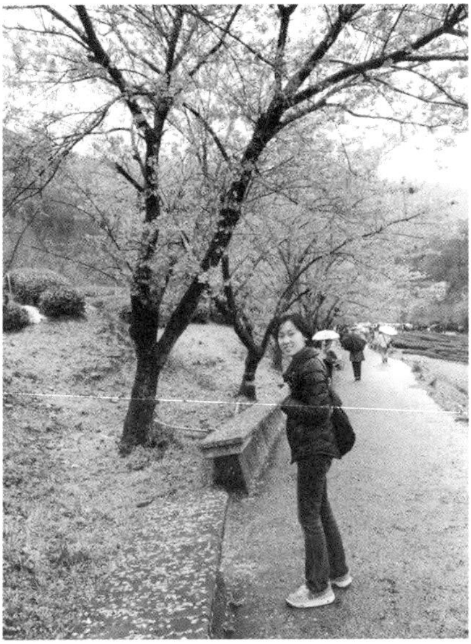

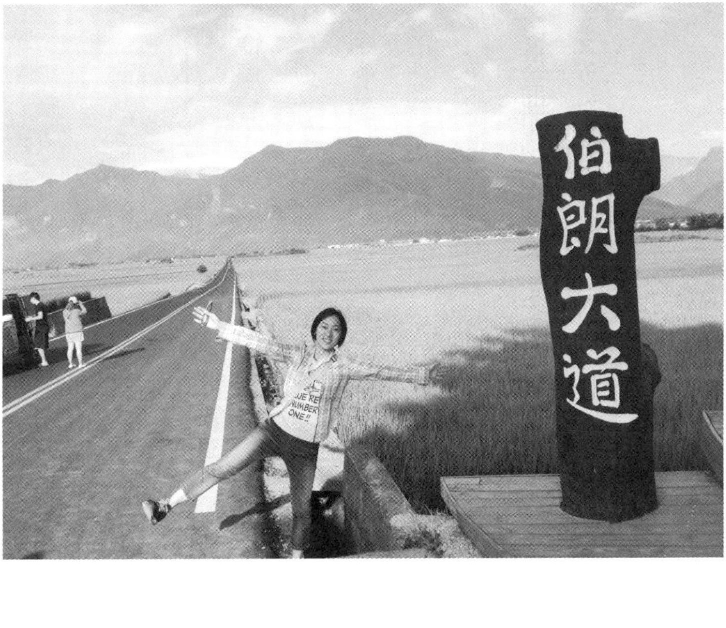
伯朗大道

風景。這趟旅程不僅身體吸收不少芬多精，心靈也獲得洗滌。

旅行真正重要的並不是旅行的地點，而是同行的夥伴。夥伴不好，再美的風景也可能因為夥伴意見不合而煞風景，這趟中秋花東金針花之旅，不僅風景美、夥伴心也很美。身邊的這群朋友真的很特別，或許大家都有過類似的經驗，很多事情不用多說就能夠心領神會。雖然不是一個好的原因讓我們彼此相遇，卻造就不一樣的情感，我們之間多了一層同理心。有時候想想生病只是人生的一個過程，在未知的道路上，有機會遇到不同的人、看到不同的風景，才發現人生還有很多美好的事物等著我們去探索。

重點摘錄

生病只是人生的一個過程，在未知的道路上，有機會遇到不同的人、看到不同的風景，才發現人生還有很多美好的事物等著我們去探索。

對照顧者的支持

二〇一六年的春天，隨著外交部代表團赴美參加美國志工行動協會的年度盛會，在那幾天的交流中，遇到一位夥伴，他的單位是專門提供「照顧者的照顧」，服務對象是提供人道援助的工作者。第一時間到災難現場救援，事後容易出現創傷症候群，這種問題可大可小，若能從中有介入輔導，或許能避免創傷，或是縮短走出創傷的時間，讓他們能夠更有力量再去幫助人。當時我很興奮地問他：「那你們也有為癌症照顧者提供服務嗎？」他回道：「目前還沒有，這確實也是一個重要的對象。」

癌症照顧者也需要有這類的支持與輔導，協助他們與身邊的親人一同面對癌症。我認識一位阿姨，她是一位年輕病友的媽媽（主要照顧者），有時我看到一些新聞或消息，會分享給阿姨，也會關心一下這位病友的近況。阿姨無微不至的照顧著女兒，每天接送她上下學，雖然阿姨偶而會提及對女兒身體的心疼，但多半傳達的都還是正向的情緒與訊息。

然而有一次，我跟她聯繫時開口詢問了她女兒的近況，才知道因為移植後的肺部排斥，讓女兒需要靠呼吸器協助，阿姨看著女兒生活品質嚴重受到影響，卻束手無策，或許因為突然找到發洩管道，因而跟我講了好多好多她的擔心與煩惱。後來，阿姨可能突然覺得自己好像太激動了，於是對我說不好意思，希望沒有嚇到我。當時我只能當個聆聽者，雖未和阿姨見到面，卻完全能感受到阿姨的心力交瘁，那個當下好希望我可以幫到一點忙，卻又什麼忙也幫不上。

盼建立家屬的支援系統

一位朋友聽到我之前服務的單位，非常驚喜，細聊之後才知道他是癌症病人的家屬。他的母親是癌症病人，幾十年前罹患乳癌，近期又確診鼻咽癌，他母親現在心情很沮喪，不知道該怎麼鼓勵安慰她。這是個我不懂的癌別，況且對方還是位「有經驗」的癌症病人，我趕緊把手邊知道的資訊都告訴他，盼能提供他一些幫忙，但話鋒一轉，朋友卻說：「為什麼都沒有癌症家屬的支援系統？」他很想要找有類似經驗的人聊一聊，比較知道該怎麼陪伴媽媽。

目前在台灣主要提供癌症服務的民間組織多是針對癌症病人提供服務項目；政府有提供「喘息服務」、也有專門提供照顧者服務的民間單位，不過比較多是服務家中有失能老人及身心障礙者的照顧者。有一本《當親人罹患癌症該怎麼辦？》，這是很實用的一本指南，但在談論照顧者心靈層面的東西較少。

在臉書的病友社團中，陸續有家屬申請加入，我發現有些家屬的焦慮程度不輸給病友，有時候更甚於病人。偶而我會和一些病友家屬聊聊，也會請他們以過來人分享經驗給家屬。這些主要照顧者異口同聲地說：「照顧者一定要先照顧好自己。」

身為照顧者，若有需要幫忙，一定要說出來，或者尋求資源協助。畢竟陪伴親人度過漫長的抗癌路是非常艱辛，要和病人一同面對各式困境與狀況，有時還須承擔病人所宣洩的情緒，若照顧者無法適度紓壓，有時會先累壞自己。給自己一些喘息的空間與時間，離開陪伴的情境，出門運動、辦事、找朋友聊天都好，就是要好好休息。適度喘息，路才能走得長遠。

重點摘錄

身為照顧者，若有需要幫忙，一定要說出來，或者尋求資源協助。

Part 2

癌症學校教我的事

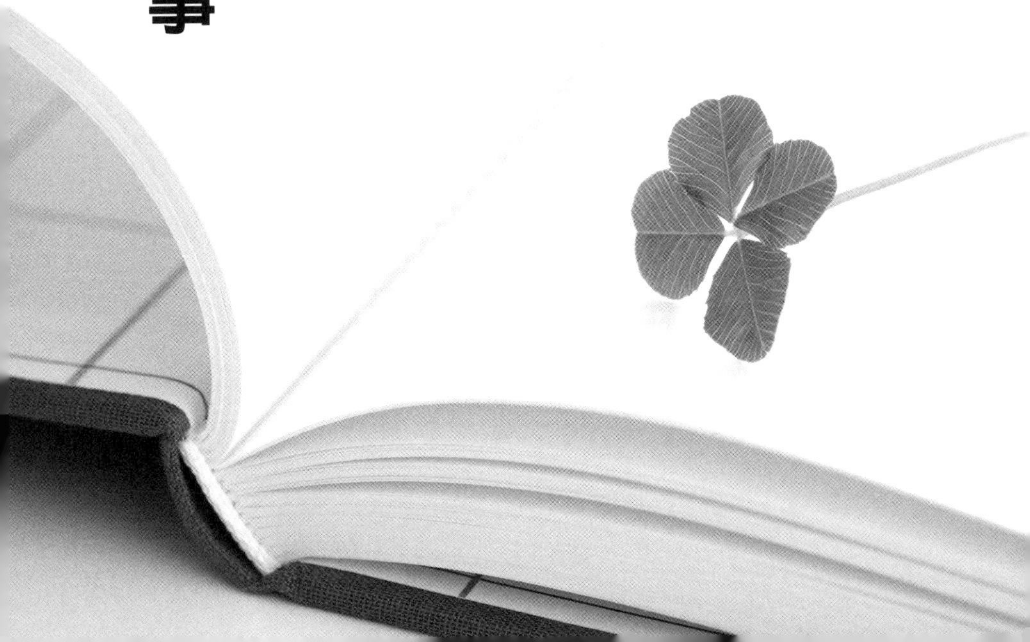

這輩子最了不起的事情

有位志工對我說，曾有人問他，覺得這輩子所做過最了不起的事情是什麼？當時他想了想，回答：「做過骨髓移植。」

當時的我剛開始接受復發後的治療，對於這個答案不以為然，怎麼會呢？雖然我不是那種會很正向且轉念說出「罹癌是生命的禮物」這類話的人，但也不會把癌症汙名化，覺得「一定是上輩子做了壞事，這輩子才會這樣……」，我覺得生病就是生命的一種現象，就是自然的發生了，當我們想要克服疾病的時候，就需要改變、需要接受治療。我不懂，接受骨髓移植治療，有什麼好驕傲的？

但近幾年人生漸漸回到正軌，我常常回顧檢討自己的人生，突然想到這個問題：「你覺得這輩子所做過最了不起的事情是什麼？」我想有人可能會說：「跑過馬拉松」，但是現在跑馬拉松的人實在太多，已經不稀奇，也可能有人會說：「去澳洲打工度假」，而這種人現在也不少，想了想，現在的我針對這個問題，我會稍微停頓然後也回答：「做過骨髓移植！」

我的人生和別人不一樣

回顧自己三十幾年的人生，真的只有那一段「unusual period（不尋常的時期）」是特別不一樣的經歷。一直到大學畢業前，我的生活跟其他人沒有太大的不同，雖然中間第一次被診斷出癌症，但我依舊往前走，生命沒有太多的改變，和同學一起求學、畢業後找工作、之後出國念研究所。直到二十七歲研究所期間，再一次被宣判癌症來了，那才真的是打斷了我的人生。我的生活必須做一百八十度的改變，從美國東岸飛大半個地球回到台灣；必須放棄原本的職業學生生活，轉變為「職業病人」。在那一年半的時間，人生也徹底的被翻轉。

所以現在若你問我這輩子做過最了不起的事，我也會認為是做過骨髓移植。之所以這樣回答，一部分是佩服自己走過了、也成功了；另一部分是這件事改變了我人生的路，讓我的人生和別人不一樣。

每個人的人生都是獨一無二、不可替代的，我曾在書本看到一句話：「你到底在過自己的人生？還是過和別人一樣的人生呢？」我也反覆的思考這問題，希望對我的人生出路有更具體的方向。潛意識裡我想要做的事一直都不曾改變，雖然現在走得有點顛簸，甚至偶爾也會失去方向，但只要想到這輩子做過的那件最了不起的事情，就會知道，想走的路我會繼續努力走下去。

重點摘錄

雖然現在走得有點顛簸，甚至偶爾也會失去方向，但只要想到這輩子做過的那件最了不起的事情，就會知道，想走的路我會繼續努力走下去。

設定目標，讓突發事件也能在掌控中

在生病的時候，最害怕的就是不可控，原本的生活殺出程咬金，突然的變化讓我們措手不及，而且還是個可能危及生命的變化，更加深我們的恐懼。我們都會試圖反轉這些混亂的局面，儘量讓它們仍在掌控之中。

復發後再入院治療，打亂我的留學生生活，原本再一學期就可以畢業，轉眼變得遙遙無期；好不容易較適應的紐約生活又被迫要中斷，種種的變化與衝擊需要時間來適應。而開始治療，又必須面對許多的未知，疾病可以被控制嗎？化療會不會讓我吐得像以前一樣？進入移植室會不會很恐怖？種種的不確定感，讓我幾乎失去信心與鬥志。

在消沉一段時間後，我發現生活有慢慢適應，畢竟是在自己熟悉、語言相通的環境接受治療，對於以十天起跳的住院生活也慢慢習慣，我發現有些事情可以努力看看，如設定「有個不吐的化療」。什麼意思呢？我有過一次化療經驗，大概知道化療打下去之後，什麼時候開始身體會不舒服、什麼時間點血球會低下，為了避免不舒服的發生，我開始做些預防措施，例如知道化療後會口乾，就會含著喉糖或酸梅，讓口中有多一點唾液；化療會想吐，就讓自己少量多餐，吃完後稍做休息，不立刻躺下。慢慢地，很多狀況都在我的控制之下，治療相對就不那麼可怕。每天為自己的生活做一點努力，慢慢的會感受到成果。

在進入造血幹細胞移植病房前的空檔，又幫自己設定小目標：「完成延宕許久的微軟office認證考試」。我去紐約讀書前已完成word與excel的考試，只需要再兩科就可以拿到大師級（master）證照。於是我利用出院的時間準備，當時覺得完成一些可以靠自己努力達成的事情，就等同於在失控的生活中仍舊能自己掌控一些事。終於在我收到通知進移植室前，完成最後的兩科powerpoint與outlook考試，順利取得大師級證照。目標再度達成！

目標由小至大，由近至遠

生病期間到現在康復許久，剛開始不敢將目標設太大，時間也從短到一個月內至長到半年，每次一點點，每當完成一點，心裡就會很開心。當時最遠的目標就是要回紐約完成學業，當治療全部結束，我盤算移植後還需要一些復原時間，估計趕不及讀八月的秋季班，於是把目標放在隔年的春季班。出院後我開始每天為了這目標努力，幫自己做了規畫，比如回紐約前三個月開始上英文課，找回讀英文的感覺。設定好目標、規畫好行動，最後就是要好好執行，讓夢想成真。

近幾年，看到許多朋友在跑馬拉松，剛開始無法理解他們怎麼會有這麼大的熱忱，能夠堅持下去？然而當自己回想生病時的種種，好像慢慢能夠明白。以前念書，國中唸完要考高中、高中念完要考大學，大學目標要畢業、成績不要太差，都有一些小小的目標，一直以來就是這些小小的目標引領著我們去努力。然而生病後因為恐懼與不確定，讓我們不知道生活的目標與意義，就如同有些人工作以後，常發現日復一日的工作很容易迷惘，從工作中得不到成就，於是開始從別的地方找到生活的意義，而且是短期可以達成目標享受成就，這樣的目標其實容易覓得，跑馬拉松就是現在最熱門的項目之一。在跑步的過程中競爭者是自己，憑藉著毅力與耐力，當設定目標一步步達成五公里、十公里、半馬、全馬，每一次的達成就是一個新的里程碑。

在生病時，設定目標去完成，某種程度上也讓我體

重點摘錄

在生活中設定些小目標，憑自己的力氣努力去達成，一來做一些自己比較能控制的事情，另一方面還可藉由努力來鼓勵、肯定自己。

認到「雖然生病了，但我還是跟其他人一樣」，也會讓自己感覺並未和社會、生活脫節。在生活中設定些小目標，憑自己的力氣努力去達成，一來做一些自己比較能控制的事情，另一方面還可藉由努力來鼓勵、肯定自己。最後，設定目標後或許還是會有無法達成的窘境，這時就應該去享受準備的過程，因為努力過比什麼都沒有做來得重要。

心會帶領我們去看世界，心不正就看不順

在我生病要做化療的時候，有朋友送我頭巾、帽子，當時可能大家都是學生沒有收入，所以並沒有人送我費用較高的假髮，而我也從來沒有想過戴假髮這件事。我到基金會工作之後，剛開始有一塊業務是幫病人佩戴假髮，深入去了解以後，才發現雖然我沒有戴假髮的需求，但並不是每個人都沒有。事實上，假髮對某些人來講是非常重要的，有人可以為了外表、頭髮而食不下嚥，把自己關在家、封閉自己，影響之大超乎我的想像。

會有這麼大的影響，一部分是外貌上的改變，使得病人需要調適並接受沒有頭髮的自己，另一部分我覺得是在意其他人的眼光。

有一次我看到一對夫妻，女生戴著頭巾，我直覺就認知到她是癌症病

人。他們夫妻穿著休閒、踩著拖鞋，老婆微微地依偎在老公身邊，彼此手挽著手在路上散步。我能理解她戴頭巾的原因，所以我看到的不是她沒有頭髮這件事情，反而是看到一對恩愛夫妻的模樣。

當我們心中對人的樣貌有既定的印象與標籤，當他的外型異於常人，就會覺得這是個怪人。我讀研究所時，某堂課班上有位高大的男同學，第一次見到他時覺得他的髮型好特別，雖然不知道他為什麼要留那樣的頭髮。有次看到他在臉書的留言提到，當聽到路人說「那男生好怪，留女生的頭髮，髮型還很特別」，他偏偏要來挑戰大家對「怪」的接受度。

其實是這樣的，當你不認識他，看到他異於常人的樣貌，就會認定他是怪人；可是當他是個有名的人，或者他是偶像巨星，當有異於常人的打扮時，你可能會覺得「這個人好時髦、好有個性」。能體會其中的差別了嗎？不管是哪種角度的說法、看法，其實這些想法都在於人。

既然如此，別人心裡怎麼想就不是我們能控制，我們能掌握的，是自己的心態。心會帶領我們去看世界，心不正就看不順，如果打從心底為生病、掉髮事件而悲傷難過，覺得這是異於常人的事，那怎麼看自己都會覺得自卑，怎麼看都覺得自己不再是以前的自己。可是明明還是同一個人啊！

接受並欣賞自己的與眾不同

當我們念頭一轉，能夠開始欣賞我們和別人不一樣的地方時，就會覺得自己很特別。這讓我想到一個美國HSBC匯豐銀行在二〇一二年左右的廣告，畫面上是連續三張同樣的光頭背影，下面分別寫著「造型」、「軍

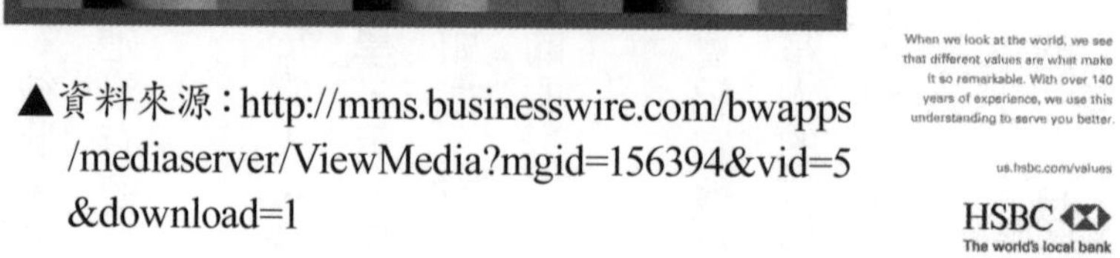

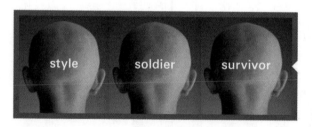

▲資料來源：http://mms.businesswire.com/bwapps/mediaserver/ViewMedia?mgid=156394&vid=5&download=1

人」、「癌症存活者」，廣告上說，「當我們看這個世界，我們看到不同的價值，正因為這些不同使得這世界是不平凡的。」當然HSBC的訴求是要告訴民眾，他們了解這些差異，可以提供每個人更好的服務，而若從我的角度來看，對這個廣告的體會是，即使大家都一樣是光頭，但背後的故事卻不同。

每個人都有著不同的生命故事，生病並不是一件不光彩的事情，所以要試著接受我們的與眾不同。我們的心情，會帶領我們所思、所想，調整一下心情，看事情的角度可能就不一樣，像我就一直覺得光頭survivor（存活者）很酷！

重點摘錄

別人心裡怎麼想不是我們能控制，我們能掌握的，是自己心態如何。心會帶領我們去看世界，心不正就看不順。

罹癌不能阻止我們愛與被愛

之前在美國一個淋巴癌病友團體的臉書上，看到一位病友分享一張左擁右抱一對雙胞胎的照片，標題寫著Double Joy（加倍的喜悅），她是一位緩解三年多的淋巴癌病人，老公是在生病後才遇到的，最近剛產下一對雙胞胎。她說：「癌症並沒有讓我們人生變糟。」

總會看到病友分享到「罹癌為生命帶來的改變」，被提及的改變常常都是正向的訊息。罹癌本來就不全然是悲慘故事，這次特別要說的是感情、婚姻方面。許多人罹癌後，會覺得這輩子不會有幸福，因為自身的疾病，讓人害怕生命隨時會逝去、害怕不能給人幸福，許多因素阻礙病人追求感情。就有病友跟我提過，生病讓他不敢想像未來，所以抱持著「不婚主義」。然而我也認識幾位病友卻是罹病康復後結婚，甚至有人還生下小孩，而且全都是美好的故事，都是生病期間男朋友或女朋友不離不棄，最後修成正果共結連理。

永遠保持盼望

前不久參加一位病友的婚禮，和那位病友是因當時他面臨癌症復發，我們的病程相似，又是同一位主治醫師，他在我部落格留言而認識的。他的故事一開始時並不順利，甚至有點慘，不過結局卻是一樣的美好。

印象很深，我在短暫返台的時間和他碰面，當時的我仍沉浸在康復回紐約讀書的喜悅中，覺得只要不放棄，人生就充滿希望，相對於他曾因為生病導致論及婚嫁的女友離開身邊，沒想到好不容易康復卻又一再復發，每次拾起希望又是另一次的失望，我們兩人的心情真有如天壤之別。而這次的復發，醫師希望用更強效的治療來控制他的疾病，也就是自體幹細胞移植。

他談到害怕疾病、害怕治療，我告訴他治療可以得到很好的效果，仍有很長的存活率；但他不斷跟我提到覺得人生沒有希望，細談之後他才道出他害怕會孤獨終老，因為現在雖然父母健在，但父母有離開的一天，那麼他活下來也沒什麼意義。當下我只覺得，他怎麼這麼悲觀呢？我再怎麼勸說都沒有用，那一次的病友關懷讓我好挫折啊！

接下來的四年左右，他經歷治療、康復、工作不順利等考驗，終於找到了一份穩定的工作，此後他生活慢慢有了重心，工作之餘也積極參與教會活動，幸運地在教會服事時認識了現在的老婆，並在今年初發佈了結婚的喜訊。他們在婚禮喜帖或是婚禮上的詩歌讚頌上，提到「他們的愛，是因為神先愛他們」、「因為有愛，所以有奇蹟」，是信仰拉近了他們的距離。當我看到他們幸福的畫面，想到四年多前新郎跟我談話的情景，哇，真的差別好大。在他身上我體會到，人不能絕望，要時時保盼望，神（老天爺）會有祂的安排。

看著身邊的病友陸續結婚、生子，真的很開心。因為陪伴過他們的低潮，更體會現在的得來不易。我自己並不是個好例子（感情狀態空白），曾經我也告訴自己「先求健康再求幸福吧」，但是看到身邊許多朋友的故事，讓我更加覺得人不該失去希望，每個人都值得愛與被愛，應該要勇敢追求屬於自己的幸福。

罹癌或許對我們生命做了些改變，但我相信過了低點自然會慢慢往上爬。我們不該放棄追求屬於我們的生活、屬於我們的幸福，要勇敢跨出每一步，我相信會越來越幸福、人生更圓滿。

重點摘錄

人不該失去希望，每個人都值得愛與被愛，應該要勇敢追求屬於自己的幸福。

分享，最快樂的是自己；助人，就是在幫助自己

有次在病房一位病友問我：「為什麼妳康復後，想再回醫院當志工？」記得當時我毫不猶豫地回答：「想要把我的經驗分享給類似狀況的人。」我滿驚訝自己能立刻說出答案，或許因為這就是我心中最真實的想法吧！

我自己經歷過，知道生病時的無助與痛苦，希望遇到類似疾病的人能夠減少辛苦的過程，過得更平安順利，所以希望可以將我的抗病經驗分享出去。另外，仍在醫院的時候，得到太多人的幫忙，也有幸遇到好醫師、好護理師，當我看到生病的人那麼多，醫護人員卻這麼忙，就希望自己也可以貢

獻一點點力量，若能讓病友更安心無懼地接受治療，或許可算是替醫護團隊減少一些負擔？

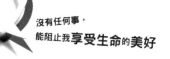

回到台灣後，終於能夠實踐我的願望，到醫院擔任志工。進行工作面試的時候，由於工作單位每月固定會到病房，所以我主動提出：「希望可以回到血液科病房擔任關懷志工。」記得當時的面試長官說：「我們有很多病友讓妳關懷，最怕的是有些人看了太多病友以後，不想再去病房。」

看見生死與無常，學會珍惜當下

長官會這麼說，不是沒有原因的。到病房關懷病友除了要有愛心，還要有強大的心臟，最好要接受培訓，因為接觸病友越多，心裡遭受的衝擊也愈大。例如可能會遇到一些跟自己疾病類似，但卻突然惡化的案例，這時很容易會反射到本身的狀況，擔心也會像案例中的主角一樣，這時需要懂得調整心態，或是把壓力說出來。像我都是自我安慰：「還好我的情況不是這樣，該趁現在疾病沒有惡化時，盡量避免讓自己發生同樣的事。」不然的話，心情很容易受影響，也會畏懼再去病房。

有一次遇到一位還來不及念大學的建中高材生過世，那次經驗讓我偷哭了很多天。和他相遇是去看另一位病友時，護理師告訴我：「有位弟弟在看妳的書」，所以便去找他聊天。當時即便他癌症復發，仍樂觀等待著做骨髓移植。後來陸續碰了兩三次面，偶而用簡訊關心，最後一次見面是他轉出移植病房不久後發現再次復發。後來不到一個月，就在Facebook看到他過世的消息。我心裡一直覺得，移植的目的就是要治癒疾病，他這麼樂觀也還年輕，才剛考上大學，為什麼就這樣離開了呢？後來我到他生前寫的部落格把所有文章全部讀過，感覺上就好像陪他走過豐富的高中生活，也才發現他是在人生最精采的時候落幕。

或許，這就是人生，端看我們怎麼想、怎麼看。精彩的人生在最高峰的時候畫下句點，抑或是還來不及長大就要說掰掰，這些情況或許會讓我們覺得很惋惜，但若能把活著的時間都活得很精彩、有意義，這才是生命最重要的事情！這位弟弟的離去提醒了我，人不是老了才會死，我們每天都在面對死亡，重點是要怎麼樣讓自己的人生過得有意義。這一點在他的身上，我感受到了！

收穫最多的是自己

在醫院看病人，看見了許許多多不同的生命故事，好幾次下班後去醫院探視病友，反而心裡覺得很開心。為什麼呢？可能是因為自己曾經有過一樣的辛苦，潛意識還是怕同樣的事情再來過，會希望心中的不愉快速速過去。到了醫院也會發現，工作、生活上那些不如意的事情，都是芝麻綠豆般的小事，幹嘛一直自找麻煩？幹嘛一直讓自己不開心？每當我這樣想的時候，往往就能很坦然地放下那些不愉快（當然偶而還是會有做不到的時候）。

隨著認識的病友越來越多，我和幾位病友在臉書（Facebook）成立病友社團，大家可以互相分享經驗，有時也互相加油打氣。我們每年都會邀請病友出來見面聊天，分享彼此的近況。後來我和其中幾位變成好友，還會相約出去遊山玩水。有時候，看著同儕陸續康復，人生又回到正軌（工作、結婚、生子），也會給自己很大的鼓勵與安慰。生病只是人生的一個過程，還有很多美好的事物等著我們

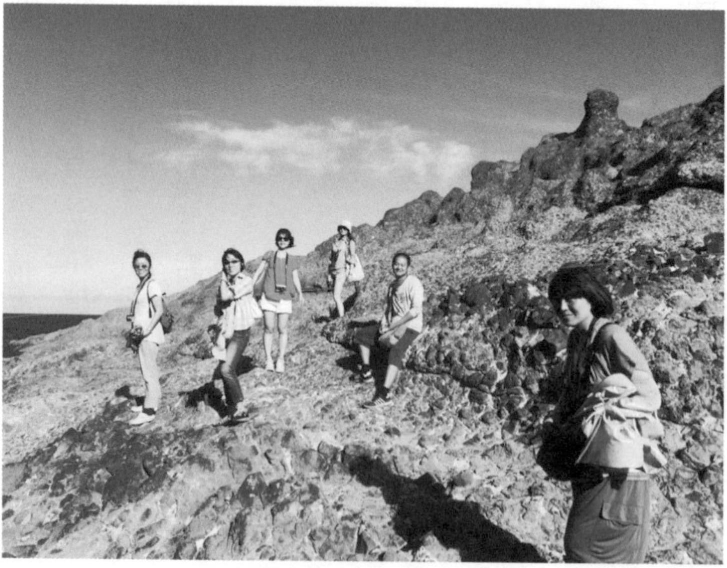

去發掘。

姚醫師曾對我說：「做可幫助人的事是最美的事，願愛我們的上帝保護妳做美善的事。」我相信上帝一直在保護我，雖然下班很累卻還要關心病友，有時候我不知道打哪來的勁，也不知道我這麼做能幫上多少忙，但就只是想要陪陪他們，我也在這樣的過程中得到慰藉。對我而言，擔任志工看似在幫助人，其實獲益最多的是自己。

重點摘錄

1. 人不是老了才會死，我們每天都在面對死亡，重點是要怎麼樣讓自己的人生過得精彩。
2. 生病只是人生的一個過程，還有很多美好的事物等著我們。

施與受

在基督聖城附近有兩個著名的海，一個是加利利海、一個是死海，兩者同樣都承受約旦河的河水，但加利利海附近青蔥翠綠，有很多人住在其中，死海附近遍地荒蕪，且無人居住。既然都是接受同樣的河水，為什麼差這麼多呢？原因是死海吞進了幾條河流的水，但卻無出口，只進不出；而加利利海容納河水成為海後，再放出水來，有進有出。因此一個成為活水，一個成為死水。

我從這個聖經的故事與大自然的現象得到了一些啟發，人不能永遠只伸手求別人的援助，應該適時的在我們有能力的時候，也出手幫助人。或許，只是很小的一個忙或只是個小動作，可能就可以改變一個人、或者他的生命。有施有受，就像是電影〈讓愛傳出去〉所要傳達的理念一樣，如果你接受了一個幫忙，試著也去幫助一個人，如此正向的循環，或許有一天你就是那個受惠的人。所以聖經上說「施比受更為有福」！

回想到之前，那段特別的時期，有幸遇到好的醫護團隊，得到了很多人的幫助，所以我在康復後一直希望能有所回饋，透過我的經驗鼓勵更多的病友。只要能幫助病人，只要在能力所及的地方，一定義不容辭。

行善要及時

然而，說要當志工，有機會要多探望病友，卻總是沒時間，畢竟要上班，哪有空呢？九把刀在他所寫的《媽，親一下》這本書中寫到：「人生有太多事夠資格成為藉口，要上課，要打工，要上班，要談合作，要回信，每一個藉口都是正經八百，都是所謂的正事。」還好，現在的工作讓我有機會持續接觸病人，雖然我每次都好緊張，卻也都鼓起勇氣。做善事要及時，而不是放在未來，因為未來並不可見！

寫書也是其中一步，曾經在我前一本書《癌症學校教我的事》出書宣言中提到，希望像電影〈讓愛傳出去〉的主角一樣幫助人不求回報，希望我的生命日記能傳遞正向能量給將要或正在治療的人，雖然我並不是暢銷作家，但每次只要有人協助介紹多一個人看書，就能為人帶來正面的影響。

每當有人對我說：「我有看你的書。」都令我備感欣慰。做善事不求回報，做善事不是為了名、為了利（也不是要買贖罪券），而是真心誠意要幫助人，默默地做，或許有一天，我會反過來成為那個受惠的人，我一直這樣相信！

重點摘錄

如果你接受了一個幫忙，試著也去幫助一個人，如此正向的循環，或許有一天你就是那個受惠的人。

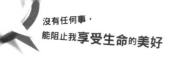

永遠不要低估自己面對困境的能力

要不是因為唸書的關係離開工作崗位，就不會有機會當寫手寫書。寫一本給病人看的書從來都不在我人生規劃中，也從來不認為自己有能力做得到。但人生就是這樣，很多事情常不在預期內，但是當你勇敢接受挑戰後，就會更清楚知道自己的能耐。就像我在紐約實習一樣，當初覺得自己英文不夠好、不喜歡與人接觸、也完全不具備募款的能力，念書的時候沒有修任何跟非營利組織募款有關的課程，但我第一個在非營利組織做的事情，竟然就是擔任「募款」的幕僚。

寫書也是。雖然常常被朋友「灌迷湯」，說我出過書是位作者，有能力可以當「自由作家」，但其實我一直都很清楚認知自己「國文不好」這事兒

（大約是中等程度啦），以前高中、大學聯考人家是用國文來拉高整體聯考分數，可是我的國文都只能拿到平均的分數，所以壓根沒有想到我有能力可以寫一本實用書。直到出版社規畫出版一本「血癌」的本土書，因為坊間大多是病友的心路歷程，少有血癌科普的書籍，有也是翻譯或是十年前的書，於是出版社與台大血液科醫師規畫合作出版一本給血癌病人與家屬的工具書，讓剛罹癌的病人對未來的治療有方向，不至於未治療就因害怕而放棄。總編輯陸續詢問我合作的可能，第三次我就點頭答應了。當然，會答應是有些原因，當時沒有收入、可以跟我信賴的醫師合作，以及這也是一件為病友所做的、有意義的事，再說出版社都敢找我，我怕什麼呢？出版社冒的風險更大，不是嗎？想了想就傻傻地答應。

第一次跟醫師碰面談寫書事情時，醫師告訴我：「過去妳可能對淋巴癌了解，再來要寫更多的疾病，需要更用功且要很努力喔！」這樣一句話竟讓我感到挫折，才第一步，是不是醫師覺得我不夠資格來做這件事情？當時出版社的總編輯還是鼓勵我：「這個妳不要怕。若你都無法完成，其他人就更難了。」或許因為我真的很期待完成這件事情，所以當時沒有退縮，再說頭都洗一半了，好像也只能往前走。

若對自己沒有信心，事情做起來就容易不順心

於是在三、四個月中，分別採訪八位醫師與一位護理長。在過去的工作中，已有過採訪經驗，整體並不是太困難。但本來我就不太擅長應與人接觸，特別是醫師，對他們尊敬卻也因醫師的專業讓我帶有恐懼感。採訪過程中，要問問題不難，但要如何有邏輯的、循序漸進的把想問的問題問出來，卻有點困難。會想很多很多，要怎麼開口問、怎麼樣才不會冷場。想把自己當成白紙一樣發問，又擔心這樣好像顯得沒做功課就去採訪，就在那過與不及之間不斷摸索。每次的約訪都讓我有莫大的壓力，只得硬著頭皮上，還

好也都能順利完成。本來就是醫學門外漢，我不懂的應該大部分的人也都不懂，就盡情地問，把不懂的搞懂。那段期間，這些醫師就像私塾的老師，我有許多單獨的時間可以向他們請益。

讓我壓力最大的竟然是採訪我最熟識的姚醫師。那天結束後，我寫了一句話給自己──「最遙遠的距離其實是自我設限所築起的高牆」，其實那天的訪談，反而多了許多的熟悉與親切感。

在那次的訪談後，才深深的發現一直以來我都太小心翼翼，怕犯錯，以致於綁手綁腳，甚至裹足不前。原來一切都是自我設限，而阻擋了前進的腳步。應該對自己有信心，已經做了準備就可以勇敢往前走，常常路一走才發現，這一路沒有想像中的崎嶇。後來，開始練習厚臉皮拜託醫師們幫忙，雖然對醫師們感到很不好意思，但就把這一切當成是寫手該盡的義務。

再次認清自己的不足

採訪之外，更重要的是要把問到的東西寫下來。好不容易熬到學期結束，採訪的工作也到一個段落，沒想到這才是一切痛苦的開始。

接下來整整兩個月的時間我都在埋頭寫稿，大概可以用不眠不休來形容。不管平日、假日，不斷的趕稿子，每次都覺得快要寫好了，真的寫下去又覺得距離完成還很遙遠。好幾個天氣晴朗的週末，我都是坐在窗邊的書桌前寫稿子，只能自我安慰：「也是不錯啦，至少還晒了太陽。」

這一路上，我好幾次萌生放棄的念頭，這一切真的太痛苦了，特別是明知到目標在眼前，卻感覺怎麼樣都達不到。我形容這般感覺比癌症治療更痛苦，治療的不舒服有藥物可以緩解，可是寫不出來的痛苦，卻沒有人可以幫我。然而我知道若就這麼放棄了，會對不起太多幫助我、給我機會的人，只好咬緊牙根拼命趕工，最後終於完成《一本讀通血癌》一書。

事實上在寫作的過程中，不斷發現自己的不足，能想像嗎？如同寫英文作文，英文是第二外語，會的字彙就是那麼多，一篇文章寫來寫去能用的字大概就是國中以前學到的，再厲害的單詞，學了就忘，根本也用不上。而我在寫稿的過程中深刻的發現自己中文字彙的不足。說好聽一點是內容讀起來平易近人，但事實上是醫學的東西本來就比較嚴肅無趣，在文字功力不佳的情況下，感覺弱點整個攤在陽光底下。那種有手有腳卻沒有武功的感受真的很不好，但也只能承認自己就只有這樣的程度，真的盡力了。雖然挫折，但從挫折中我告訴自己未來可以努力的方向，有些事情還是可以藉由努力，彌補過去的不足。挫折還是有它正向意義存在。

到現在終於告一段落，看到書稿、封面，甚至是網路書店的介紹，其實還是很感動。回憶這一路寫書的過程，對我來說就像抗癌一樣，到現在回頭看會覺得「原來也走了那麼長一段路」，永遠不要小看自己面對困境的能力。這一路辛苦嗎？說不辛苦絕對是騙人的（看我多次想放棄就知道）。現在問我抗癌多辛苦？其實通通不記得了。寫書也是，多辛苦呢？好吧，我只記得很辛苦，到底多苦，好像也已經忘了那些苦的程度。

重點摘錄

1. **最遙遠的距離其實是自我設限所築起的高牆。**
2. **從挫折中我告訴自己未來可以努力的方向，有些事情還是可以藉由努力，彌補過去的不足。**

就算沒有百分百ready，也可以往前走

我讀幼稚園的時候，曾學過約一年半的小提琴。

大學畢業後的第一份工作遇到一位同事，他帶著三歲的兒子學小提琴，他最大的願望就與能兒子合奏一曲「甜蜜的家」，當時我被他的決心感動，因而有了重拾小提琴興趣的念頭，可惜想歸想，當時工作不穩定，又開始準備申請國外研究所的資料，總是有一堆藉口而沒能真正去完成這件事。

然而在我生病後，心中有股強烈「把握當下」的念頭，以及我想在被諸多限制的生活當中，做些可以自己掌控的事情。這般力量的驅使下，出現了一個巧妙的機緣，讓我重拾了兒時的小提琴。

在我出院後大約一星期，媽媽的朋友約她去上一堂小提琴的課，因為是

平日下午的活動，主要參加的都是媽媽級的學生。但是這消息被我聽到後，我就一直吵著要參加，也顧不得還沒徵求醫師的同意。

第一次去上課，覺得實在是太有趣了，老師所教的是特別的鈴木指法，基本上就算看不懂五線譜、音符也沒關係，只要記住四條弦的英文代碼與阿拉伯數字，就有辦法跟著老師奏出一曲。如果又會哼這首歌，那要譜出一曲更是沒問題。

時間不等人，只能往前走

仗著年輕學習快，再加上小時候學過有差，我很快便能輕易奏出美妙旋律，真的讓人非常有成就感。當你有了成就感，對於學習就會更加有興趣。而當時又是在「櫻櫻美代子（閒閒沒事做）」的狀態下學習，讓我有更多的時間心力放在想做的事情上面。

就在苦練半年後，有了不錯的進步。我也得以在台灣癌症基金會第三屆抗癌鬥士的頒獎典禮上，獻上「月光閃閃」一曲，並與所有鬥士們合唱「感恩的心」，那溫馨熱鬧的畫面與氣氛，至今都很難忘！

有了這次的經驗後發現，我們總是習慣要讓一切事物ready（準備好）之後，才願意往前走，但時間不等人，如果不往前走，只會日復一日、年復一年，時間匆匆流逝，想做的事情卻沒有做。既然想做，就應該要起而行，用實際行動展現決心。

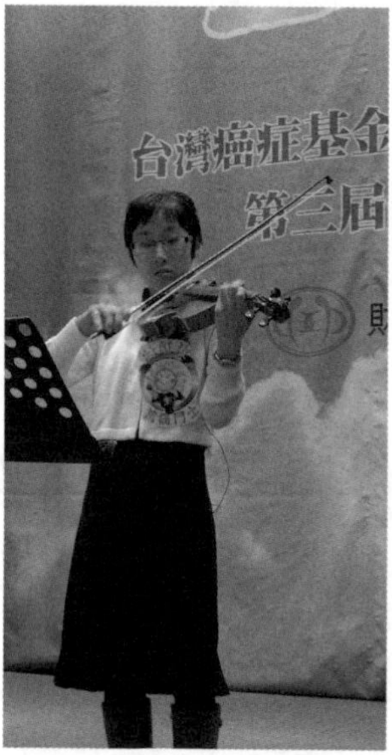

▲苦練小提琴半年後，在抗癌鬥士的頒獎典禮上演奏了〈淚光閃閃〉一曲。

重點摘錄

時間不等人，如果不往前走，只會日復一日、年復一年，時間匆匆流逝，想做的事情卻沒有做。既然想做，就應該起而行，用實際行動展現決心。

不後悔做過的，但後悔錯過的

之前遇到一位乳癌的病友，她在結束乳癌治療後，冒著生小孩可能會改變荷爾蒙、可能會導致復發的風險，決定嘗試人工生殖，很幸運的一試就成功，最後順利產下一個女娃。

在跟她聊天的過程中，我最好奇的當然是怎麼會決定做人工生殖呢？她與先生的回答讓我印象非常深刻。她說，因為他們夫妻都很想要小孩，結婚一段時間小孩還沒生，就罹患了乳癌，既然不太容易自然受孕，所以考慮人工生殖，因為太想要小孩，就決定放手一搏，不希望連試都不試就選擇放棄，如果就這麼放棄了，以後一定會有遺憾。

有陣子我常為了已經發生的事情感到後悔，但當這種想法產生了之後，我又會告訴自己，如果沒有這麼做，或許我會遺憾。舉例來說，之前決定研究所提前入學，開始半工半讀的生活。但是才開學沒多久我就覺得好累，有點後悔明知道上半年度工作很忙，當時幹嘛要衝動提前入學？暑假過後再開始上課也不遲啊！在我懊悔之際，心裡又傳來了不同的聲音：可是念書是我很想做的事情，如果我沒有提前開始，一定會很遺憾。

寧願後悔，也不要有遺憾

我就是這種寧願後悔，也不希望有遺憾的人。

可是生活中那麼多事情，到底該怎麼評估呢？有時候當下做的決定不一定就是正確的選擇，不過只要是經過思考後的決定，頂多事後會發現當初思慮不夠周全，但通常比較不會有遺憾。

當我在紐約的最後一年，因為知道離開紐約的期限將近，所以只要有任何新鮮事物都會很想去嘗試、去看看。但時間有限，想做的事情太多，總是需要做取捨。記得好幾次很多活動撞期，在評估要不要參加時，我都會問自己：

「這活動這次沒去，以後就沒機會了嗎？」

「如果沒有去會遺憾嗎？」

當我確定沒去我不會有遺憾的時候，就能坦然的面對自己的選擇。

記得有一次下班沿著百老匯大道（Broadway）往南走要搭車回家，經過了上演〈媽媽咪呀〉的劇場，場外人山人海。我心想：「咦，今天不是星期二嗎？應該是休息日，怎麼外面大排長龍？」一問之下才知道當天是十周年的表演紀念。心裡盤算了一下，即使看完表演馬上回家，也絕對超過晚上十一點，那天我好累，很想早點回家休息，又很想看表演（雖然已經看了兩次），於是在劇場外面徘徊了好久。後來我心想，十周年活動十年才一次，能夠這麼幸運的見證這一刻，怎麼可以放棄呢？外加我又是該劇的粉絲，所以即使再累，最終還是決定買票去看這場表演，而表演的精采度也沒讓我失望，真是值回票價！

「不後悔做過的，但後悔錯過的，遺憾比失敗更糟糕。」這是大學學長對我們說的話，當時學長是鼓勵我們不管再辛苦、再累，社團活動都會為我們大學生涯帶

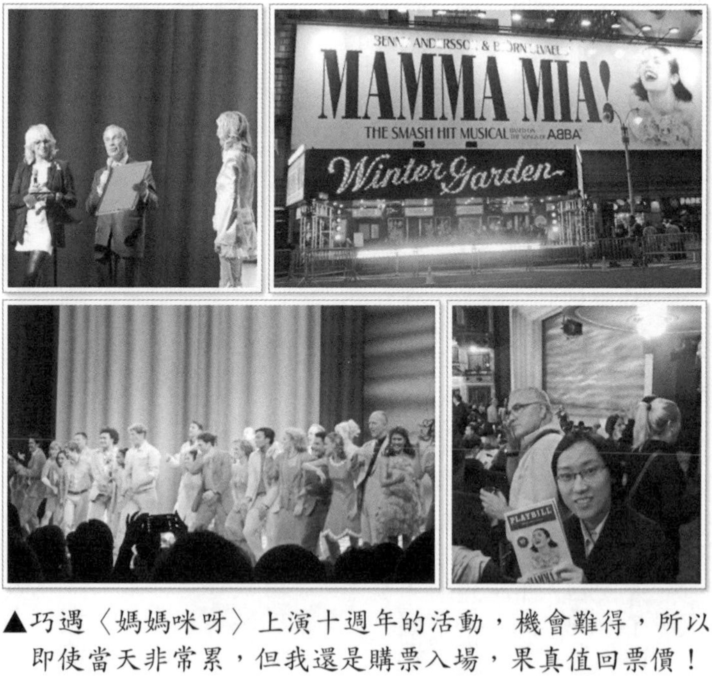

▲巧遇〈媽媽咪呀〉上演十週年的活動，機會難得，所以即使當天非常累，但我還是購票入場，果真值回票價！

來不同的學習與成長，辛苦都會是值得的，而且這些辛苦也會變成甜美的回憶。沒想到這句話現在我還記得，也時常用它來鼓勵自己，人生很短，很多時候機會稍縱即逝，要學會在瞬息萬變中，迅速做出適當的抉擇。如果明天就要說再見，也要讓自己人生不留遺憾。

重點摘錄

不後悔做過的，但後悔錯過的，遺憾比失敗更糟糕。

勇敢承認失敗，才能繼續前進

有一次跟朋友散步談事情，一邊走一邊講，沒規畫地隨便走，突然走到位於草坪中的石板步道，但幾天前的大雨讓步道泥濘不堪，走過去肯定鞋子髒兮兮。

我們沒意識的走進步道，走了一兩步便發現不好走，當下我只有一個想法：「我該如何前進，才能不把鞋子弄髒又可把步道走完？」正當思索著，朋友往後一看說：「我們回頭換一條路吧！」

當下我真的嚇一跳，朋友提了一個好簡單的想法，卻是我沒有想到的一個選擇。平常的我總是不斷往前衝，不斷披荊斬棘來達成目標，生病後雖然會開始提醒自己「急事緩辦」，很多事情不需要逞強，但日子一久不服輸的個性又會跑出來，不知不覺地又開始挑戰自己極限，最後總是忘卻了最簡單、也是最容易的選擇。

走回頭路不是放棄

「回頭」再「換一條路」的作法之所以讓我衝擊這麼大，是因為我突然頓悟到，原來前進的路不只有一條，我並沒有放棄，只是承認原先決策的錯誤或失敗，決定改走另一條路，但我們要達到的目的是一樣的。就好像生病時候，治療是唯一的選擇，要不斷往前走，當出現抗藥性，不是去想為什麼藥物失效了，而是想辦法去嘗試另一種藥物，目標一樣都是希望可以把疾病控制住，甚至治癒。

之前我寫報告時，反反覆覆修改很多遍，也拖了很長一段時間，卻一直都無法完成。最後即便很不願意放棄、也不願意認輸，但終究還是承認我一個人做不來，只得請求別人的幫忙。要承認失敗真的很難，心中那股不服輸的個性真的讓自己嚥不下那口氣。當天還去怒跑操場，跑了幾圈當心靜下來思考，若以完成這件事為首要目標的話，就會發現當一個人被困住，能有另一個清醒的人可以加入幫忙，或許可以讓事情更快的被完成。

很多時候當我們拚了命的往前衝，就容易深陷其中而不知道外面的狀況，有時候即使知道選了一條錯的路，卻沒有勇氣承認錯誤，只能硬著頭皮往前走，或許還是會達到終點，只是我們忘了生命中最簡單的事情，我們其實可以有不一樣的選擇。有時候短暫的放棄，是為了加速把目標達成。

重點摘錄

前進的路不只有一條，我並沒有放棄，只是承認原先決策的錯誤或失敗，決定改走另一條路，我們要達到的目的是一樣的。

學著接受有些事不是努力就可以達到

「你要學著接受有些事不是你努力就可以達成的。」一位朋友轉述的話，令我感觸很深，很多想法在腦中盤旋、盤旋。

我曾想過，我很努力地接受治療，所以現在能健健康康地活著，說著正向、樂觀等鼓勵人勇於面對生活的話語，然而，每當我想到許許多多病友，他們不也是正向樂觀，甚至更積極地努力要活著，他們這樣的努力，卻沒能把健康的身體留下來，有的持續辛苦地打著一場場的硬仗，還有許許多多的人是英年早逝……。

想到這，這句「有些事不是你努力就可以達成的」，就顯得特別深刻。面對生命、健康也是如此！

以前大學參加社團，非常努力的付出，花一整個學期的活動籌備，營隊期間盡心盡力讓每位參與的夥伴滿載而歸，希望活動有好的結果，但經常受到外在環境的影響，例如遇到經濟不景氣，報名參加的學生減少；營期遇到颱風，使得活動進行不順暢，需要處理更多突發狀況；帶領的服務員無法達成我的期待……付出那麼多、努力那麼久，營期結束時卻抱著遺憾。

結果或許遺憾，但過程不能遺憾

我們心中總是會對很多事情有期待與標準，以為努力就可以改變一切，然而人活著不是只有自己，是要與人相處、與環境相處，不可能所有的事情都能因著努力就克服萬重困難，因此，很多事不是你努力就可以達成的。

其實人生很多事都是一樣的道理，誰說努力就一定會（要）有收穫？很多事情雖然很難解釋，但是當我們難過之餘都忘記了最美好的「過程」。曾有位朋友告訴我，「當時我真的是百分百優質的『男友』啊」，這位朋友在心儀的女生失戀時，一直陪伴在她身邊，他很努力、很努力地伴著女生度過失戀沮喪，最後心儀的女生並沒有因此和他成為男女朋友。當時的結果對我朋友來說或許帶了點遺憾，但可能因為那樣的遺憾，那段努力與陪伴在心儀女生身邊的回憶才又變得更美！

以我認識的病友來說，或許有些人最後先離開一步，但就像姚醫師曾說的：「每位癌症病人都是生命的勇士」，他們面對生命永不放棄的精神，足以表達「最美好的一仗已經打過」！

除了「你要學著接受有些事不是你努力就可以達成的」這句話外，更重要的是去看看「過程」，或許結果是遺憾的，但至少不能讓「過程」有所遺憾！

重點摘錄

重要的是去看看「過程」，或許結果是遺憾的，但至少不能讓「過程」有所遺憾！

學習道歉

在我順利回紐約繼續完成學業的那一年，產生了非常強烈的念頭，覺得好珍惜當時得來不易的生活，認為只要活著，很多事情都來得及。

這讓我想到了高中與同班同學大毛的一段友誼。

大毛是我高一、高二時期最要好的同學，她成績好、個性好、人緣也好，我非常欣賞他；而彼此會變成好朋友，是因為我們都很喜歡觀察NIKE籃球鞋，常常走路就會往地上瞄，之後就開始討論那雙球鞋的優缺點。到了高二他當班長、我是副班長，我們倆就像一個完美組合，有她就一定有我。

直到高二下學期，我們兩個的職務分開，首次沒有黏在一起，也因為沒黏在一起各自身邊又認識了一些同路回家的同學。我發現她身邊多了一位可以同路回家、又跟她一樣功課好的同學；而她發現我身邊多了可以同路回家、又可以一起聊籃球的同學，我們彼此間開始覺得彼此不再需要對方，之後又發生一些誤會，就在升高三畢業旅行的第二天，爆發！

某位同學把我對她的誤會一五一十的告訴大毛，聽說大毛傷心欲絕，我們雖住在同一寢室，但有一股氣流橫阻在我們兩人之間。當我發現這件事情，曾試圖挽回友誼，不過大毛因為很傷心，又剛好在高三，所以她回覆我他想專心讀書，不想管有的沒有的。

這件事情，一直是我高中的遺憾，雖然我們後來還是會講話，但彼此已經「貌合神離」，不再是無話不談的好朋友。隨著大學開學，一個考上政大、一個就讀東吳，一個念商、一個念社會科學，我們同時各自有新的生活圈，彼此距離也越來越遠。

我大三生病的時候，她有跟同學一起在我生日時來幫我慶生；大四我去政大參加活動，也曾找她吃飯。我們都長大了，絕口不提高三那年的事，在我腦中，也刻意的不願意再想起當年的事情。

轉眼過了整整十年，回到紐約繼續完成課業的某一天，突然驚覺自己從來沒有對大毛說出「對不起」三個字。先不管到底事情怎麼發生的，以前的我也曾覺得中間有很多的誤會與委屈，但畢竟整件事情是因為我引起，所以我到藥妝雜貨店挑了一張卡片，最後選了一張Friendship友誼卡片寄給她，希望能繼續和她當好朋友。雖然不可能再像以前一樣低頭看球鞋的款式，也不再彼此間無話不談，但至少，還是朋友。

或許還是那樣的有默契吧，大毛剛好翻到過去的回憶，他也發現當初彼此的誤會，原來我們都如此的在意對方，太在意才犯了錯，差點毀掉這段珍貴的友誼。在寄出卡片不久也收到大毛的回信，她告訴我，早已原諒我，也希望我可以放下。

丟掉包袱才能繼續往前

在重生以後有感而發，是因為人生不想留下遺憾吧。既然我的人生已重新來過，就要及時道歉。這個重擔埋藏在我心裡十年，終於對他說出「對不起」三個字。當收到她的回信，當下心裡如釋重負的感覺，總算可以「放下」這個重擔了。說「對不起」真的不難，難的是需要先有勇氣承認自己犯的錯誤。更重要的是道歉要及時，道歉未必能回到過去，但至少可以沒有包袱地重新往前，且回頭看人生時不會遺憾「來不及道歉」。

重點摘錄

說「對不起」真的不難，難的是需要先有勇氣承認自己犯的錯誤。

學習正念減壓，活在當下

時常會有人問，該怎麼調適對復發的恐懼？先前提過我會幫自己設定一些目標，當專注在達成目標時，可以轉移一些害怕的注意力；或者我會把擔心和焦慮寫下來，藉此了解自己的恐懼與害怕，有時候寫下來便發現好像也沒那麼可怕；或是找人傾訴，很快就可以抒發情緒。

接受自己的情緒，到現在我還是很怕復發

不過，其實我到現在還是很怕復發。每次的回診，或是摸到脖子有淋巴腫，就會很緊張。在康復的這幾年之間，好幾次因為摸到脖子淋巴結腫腫

的，而提前回診。最後當然都是大驚小怪，醫師檢查後表示：那都是正常的身體反應。

在我移植滿七年的一次全身性檢查，回診那天我超緊張的。因為檢查前我的作息超級不正常，又接連感冒發燒，而且這次是首次隔兩年做全身體檢，當時真的很擔心會得到不好的檢查結果。

回診當天，一開診我就坐在診間外等候，想說若是不好的消息，早點被告知，當天或許還有時間再去做一些檢查。在診間外因為很緊張，連跟朋友說話都無法集中精神，還不斷去上廁所。等了兩小時才到號，正想請醫師觸診脖子，因為感覺脖子最近有一邊腫腫的，不過醫師立刻說：「檢查結果都正常，已經滿七年，以後半年抽一次血就好。」一瞬間我覺得身體的不舒服都好了！

即便移植到現在已經七年多，但對於復發，我一樣擔心、一樣害怕，畢竟罹癌是事實，癌症仍舊可能再找上門，只是這樣的擔憂都屬正常反應，並不需要否認自己有這樣的情緒。不過我努力不讓這些情緒影響到日常生活，所以基本上平時都不擔心，只有要回診時才緊張。有病友還笑說，每次回診在等待叫號時的心情都很忐忑，心跳很快，甚至比見暗戀對象還緊張！

練習正念，掌握活在當下的感覺

我上過幾次正念的課程，參與的課程是談癌症治療後對復發的擔憂。老師讓我們練習一些對身體、五官的覺察，感受當下。在《抗癌自癒力：正念減壓8堂課》書中提到，雖然無法控制癌症復發，但是透過正念減壓，可以讓對復發的擔憂不影響到我們的日常生活。

我還在學習其中的精髓，卻也在學習過程中反思，為何平時跟病友談話時總是能很淡定，曾一度覺得自己是否沒有同理心？現在發現，我是因為能夠跳脫看到病友在思索過去、在擔憂未來，所以總是提醒病友「活在當下」。有些人擔憂復發、擔心治療的不舒服，我會要他們不要想太多，所謂的「不要想太多」不是不想，而是不要去想「是不是以前怎樣怎樣，讓我現在變成這樣」，也不是去想「未來治療會很不舒服？」「未來治療後會怎樣？」而是專注在當下，想想此時有什麼事情要處理。我真的認為去想治療時的種種不舒服很沒有意義，一來無法解決不舒服的感覺，二來治療的過程也未必真的會如「想像」的不舒服，多想只是白白讓情緒受苦而已。之前遇到一位病友，他說：「今天開始治療，已準備好臉盆與坐浴盆，準備好上吐下瀉了。」他是在預想可能的狀況，所以我還是提醒他，預備好但不要預想，有時候想太多是會「心想事成」的。

又譬如說，做化療階段一直擔心會噁心嘔吐，該吃東西的時候，就擔心等等吃完就吐，吐了會不舒服，於是就吃不下東西、也不想吃東西，最後變成沒吃東西體力變差、胃酸變多，一旦真的吐的時候更不舒服。這就是「擔心未來的事情，而影響到現在該做的事情」的實例。

所以我都會鼓勵病友，如果現在要住院，那就想想在醫院要準備些什麼，有什麼想做但一直沒機會做的事情，剛好可以利用生病期間完成。把握時間，不要因為生病而限制想做的事情。

醫學科技日新月異，未來的事以後再煩惱

當能掌握當下的感覺，就會知道不要預想那些還沒發生的事情，對於那些已經發生的事情，可以去了解可能發生的原因，但就不要去想「早知道如果當時怎樣，或許現在就不會這樣」，因為想再多都於事無補。

是說，我現在還是覺得如果復發了，當然還是會傷心失望，但很快會知道接下來要做的是去了解後續的治

重點摘錄

1. 把握時間，不要因為生病而限制想做的事情。
2. 不要找問題來煩自己，船到橋頭自然直，生命會找到出口。

療安排與相關該處理、注意的事情。反正還可以做異體移植、甚至現在有標靶藥物，未來搞不好還有免疫治療可以使用。都還沒有復發，就擔心未來復發的異體移植會很辛苦、擔心配對不到等，都是找問題來煩自己，船到橋頭自然直，生命會找到出口。

生命中微不足道的小事，卻是病中最盼望的事

前陣子在網路上流傳了一部影片，叫做〈48萬人都嚐過的義大利麵〉，內容是一群志工拿著號稱有「48萬人吃的」義大利麵，在街頭尋找路人試吃，並要路人試著表達口味。事實上這義大利麵是沒有經過調味的，當路人吃了之後，臉上盡是狐疑、驚訝、不解，而此時志工就會告訴路人，癌症病人在吃東西時，所感受到的食物味道就是如此。這個活動的主要是要讓社會大眾體會癌症病人的困境，希望有更多人願意付出了解與關心。

看完那段影片，讓我想到治療過程中美食當前卻食之無味的情景，當時

多希望可以好好的吃一頓飯，好好品嚐食物的美味，有時候甚至期望沒味道也沒關係，只希望可以開始自己吃東西。沒有經歷過的人，真的很難了解。

只希望「像普通人一樣」

很多好簡單的小事，對於生病的人卻是一種奢求：好希望可以自己走去上廁所、好希望可以跟朋友出門看電影、好希望可以自己搭公車或捷運出門……好多好多微不足道的事，卻是在病中的我們，最盼望的事。

對於有些移植後免疫力很差的病友，醫師都會建議他們減少外出，就有一位病友的願望是希望「像普通人一樣逛夜市，大口喝珍珠綠茶」；另一位病友也提到在化療時，他把「坐在馬桶上好好解放一番」，列在每日禱告的清單上。

在我生病的時候，最盼望的事情就是可以躺在自己的床上睡覺。大學念書雖然住在家裡，卻把家當作旅館，每天早出晚歸。直到住院，感受到什麼叫做「有家歸不得」，每天都想要請假回家，回到家就是躺在床上一直睡、一直睡，也顧不得晚上回醫院又會睡不著的窘境。再怎麼樣，自己的床還是最舒服的！

我們總是有一種習以為常的心態，無意中習慣了那些例行要做、想做、可以做的事情，漸漸地把這些動作視為理所當然，把它們當成日常生活中的一部分。

生病後才明白，這些視為理所當然的小事，當失去以後更顯彌足珍貴，也讓我現在更懂得去珍惜這些微不足道的小事。當能懂得珍惜生命中的小事情，對小事都充滿了感恩的心情，就會覺得生活很富足，因為小小的事情都可以讓我感到開心、快樂，開心的事情多了，就沒有時間去討厭、去抱怨那些不美滿的事情了。

重點摘錄

當能懂得珍惜生命中的小事情，對小事都充滿了感恩的心情，就會覺得生活很富足。

改變的力量

每當心情煩悶的時候，我就會把過去的日記拿出來看，提醒自己現在的富足與美滿。前陣子工作得很不開心，看到記載那段不平凡的生命日記時，突然驚覺，當時的心境怎麼跟現在的我好像！

當年面臨癌症復發的我，心中忿忿不平，也無法接受自己又要接受治療的事實。當時腦中非常明確知道我的疾病需要治療，知道治療會邁向康復，所有的一切我都知道，眼前也就剩下一條路可以走，即便已經踏上旅程，我仍無法釋懷、無法接受，腦袋知道、心卻過不去。

這樣的一個狀態持續到有更大的刺激出現，也就是我的主治醫師要出國進修，才終讓我決定積極的面對當時的治療，我必須要有所改變。改變，就從「自己」開始。記得當時很積極的找方法克服化療的噁心嘔吐；面對食慾不振、口乾舌燥也找到應對的方法。有了行動上的改變，心態也慢慢的改變。後來都把到醫院當度假，還形容骨髓移植病房如同飛機的商務艙，茶來伸手、飯來張口。

學習轉念

每位癌症病人的治療都很辛苦，因為太辛苦了，所以我學會在疾病的議題上轉念。我曾在門診遇過一位阿姨，她說她在移植前聽到有人說：「我都沒有辦法吃東西、每天發燒。」當阿姨住進移植病房後，只要她還可以吃東西，她就會鼓勵自己：「還好我今天還可以吃，我的狀況比那個人好。」想想也是，最糟的狀況就是那樣，倒不如想一些讓自己會開心的事情，還比較實際。

曾遇到一位病友，就我聽到他的狀況，治療效果不錯、可以進行親屬的捐贈移植、家庭支持力量也不錯，我覺得他已經是病人界中的勝利組，可是和他聊天的過程中，卻發現他充滿了怨嘆，想到過去的輝煌功績（不管是事業、家庭）就會讓他沮喪，雖然他也一直告訴自己已經很幸運了，可是那種哀怨的心情還是很容易就占領他的心靈。印象很深，他對我說：「你們說的我都知道，但好難做到。」

下定決心改變

反觀自己在工作上，也面臨一些瓶頸。工作一直無法突破，自己負責的專案也沒能好好地完成。就在這樣多重壓力下，開始不斷反省自己，檢討自己為什麼做不到，一直希望找到錯誤的點，記取教訓，告訴自己下次不可以再犯同樣的錯誤。每次檢討完，其實都知道沒有那麼糟糕，而且事情都已過去，但我無法停止質問WHY（為什麼）沒把事情做好，不斷的鑽牛角尖，覺得自己很失敗、然後更加的沒有信心。

有次跟朋友訴說這段不愉快經歷，一口氣把心中的苦惱傾吐完之後，我自己竟不自覺地補一句了：「你看我的腦子都知道我該怎麼做，只是我都做不到。」真的耶，原來我腦子都知道，但是心做不到。

朋友聽完我說的話，告訴我：「妳不要都問WHY，那都已經發生了，應該要試著問WHAT、HOW，去找出解決的方法，這樣下一次如果真的遇到問題時，才真的知道要怎麼做來避免錯誤發生。」

我聽了朋友的話，從WHAT跟HOW中去找方法改變自己。之前工作一直沒有進展，有一部分是因為上班時間有太多雜事，會打斷正在處理的事情與思緒，於是我做了些改變，每天提早半小時進辦公室，享受那寧靜的早晨，利用早上的時間安排一日的工作，以及靜下心把那些易受打擾的事情趁早完成。剛開始未必有明顯成效，但我卻可以感受到自己想要改變的決心，那種心情會讓自己生活變得更有鬥志。

說來好笑，這次的經驗讓我深深感覺不管是生病、感情、事業等，各種不同的生命挫折，真的就只是生命中的一段插曲。面對挫折的道理都差不多，我們總是可以在這樣的挫折中學習教訓，差別在於轉化挫折的方法。所以當腦袋知道了心過不去時，有時候要強迫自己去做一些改變，嘗試去改變才能轉化那些挫折，成為向上的力量。

重點摘錄

面對挫折的道理都差不多，我們總是可以在這樣的挫折中學習教訓，差別在於轉化挫折的方法。

人生的抉擇也可以很科學

人的一生中總是有許多要做決策的時刻，有時候可能是生活或工作上遇到問題需要解決，有時候是人生交叉口需要做一些選擇。這讓我回想過去「決定治療」的那個選擇，認真說起來，那是我這輩子第一次為自己所做的重大選擇。

在二十七歲以前，為自己做的決定大概只有考大學時的選填志願，比較大的決定就屬出國念研究所了。但其實出國念研究所，也仍未讓我覺得這樣的決定對自己人生有太多的改變，過去都是以直覺模式來做決策，即便是第一次治療，也只是認為事情就是這樣往前走，沒有多餘的想法或其他需要考慮的事情，直到癌症復發必須決定是否接受治療，才深刻感覺「要不要治療」真不是一個容易的決定。

按部就班做決策

在上課時，談到管理者做決策的過程，大致可分為八個步驟：確認問題、確認決策的標準、決定標準的權重、發展解決方案、分析解決方案、選擇解決方案、執行解決方案，最後評估決策效能。

我覺得有趣，原來我在決定治療的階段，心中也做過一些分析與評估，到最後發現接受治療是比較能預見結果的選擇，才鐵了心簽下化學治療同意書開始治療。

當時一直不願意開始治療，很大的一個原因是對未來的恐懼與未知。不過人生是很多選擇所累積而成，最理想的狀態就是選擇方案A後，又回到同樣的狀況再選擇方案B，然後比較A和B哪個好，最後擇一方案，但人生中的實際狀況往往是做了一個選擇就無法再回頭，所以無法試驗選方案A是否比方案B好。既然當時已經切片證實復發，因為醫師給我近三週的緩衝期讓我回紐約整理，同時我也開始進行我的解決方案。解決方案真的很多種，我每種都嘗試過，當時最大的抉擇是有一位修行師父告訴我跟著他可以控制疾病，還介紹我認識一位鼻咽癌末期的病人，讓我親眼見證修行的成果。

後來我以幾個項目做為決策標準，如五年存活率、費用等。很基本的，在癌症的統計上，五年存活率是患者被診斷為癌症至少五年後活著的百分比，這是統計的參考值，有些人其實遠遠活超過五年。在西醫治療的統計上，有相同疾病的五年存活率；但是跟著師父雖然也有不少成功案例，卻沒有類似案例與統計資料。接受西醫治療醫師給了明確的治療方針（多久治療一次、何時可以結束治療），那些不確定的事情相對有可期的目標。

步驟	書本的定義	現實狀況
1. 確認問題	問題是指實際與期望之間的差距	健康vs癌症確定復發

2. 確認決策的標準	決定哪些因素是重要的或與決策有關的	五年存活率、醫療費用、身心靈支持
3. 決定標準的權重	每個標準的優先順序	醫療費用、親人的支持
4. 發展解決方案	盡可能列出解決問題的各種可行方案	第二意見諮詢 vs 西醫治療 vs 中醫針灸氣功 vs 跟師父到西藏修行 vs 規律運動＋飲食控制
5. 分析解決方案	分析每一可能的方案	西醫有過去的最佳方案（同類型病人）；但師父沒有類似五年存活成功案例
6. 選擇解決方案	選出最佳的解決方案	同意接受醫師安排開始接受治療
7. 執行解決方案	將決策方案付諸行動	住院開始治療
8. 評估決策效能	視決策的結果是否有解決問題	移植後滿七年

後來也評估，跟著師父如果不幸癌症持續惡化或又復發，我還是可以再回頭找西醫接受治療，是有退路可以選擇；但現實一點又覺得，如果最後還是找西醫一途，為什麼不現在就開始？早點治療或許治療效果比較好。就在多重考量與自我對話後，最重要的臨門一腳是三個星期結束後，醫師竟然告訴我「癌細胞已擴散到橫膈膜以下」，最後我不得不乖乖就醫治療。

解決難題的系統方法（TOSIDPAR）

另外再介紹「解決難題的系統方法（TOSIDPAR）」，我覺得在癌症治療上套用TOSIDPAR也非常有趣。首先要自我調整（Tuning in），抗癌意志要贏，不斷告訴自己「我可以做得到」。接著設定目標（Objective measures）以釐清自己真正要的是什麼，像是我希望能完成治療；成功的測量（Success measures），訂定一些指標，也可以適時鼓勵自己，如減少副作用發生或是舒緩副作用的不適感；資料的收集（Information Collection）以整理相關情報，比如第二意見諮詢、尋找相關病友經驗分享，讓自己有多點準備；做決定（Decision making），資料收集齊全後便挑出最適用的資料和情報來協助決策；擬訂計畫（Planning），抗癌是條漫長的路，除了治療計畫，還包括工作、照顧者、經濟等各方面的安排，掌握訊息情報並加以規劃，也有助於抗癌過程中更專注於治療；開始行動（Action），規劃再多，若沒有行動也無法知道結果，對抗癌症還是要勇敢行動接受治療，難題才有機會被解決；最後一步就是檢討以求改進（Review to improve），對已有的經驗加以省思並力求改進，如治療後知道化療後會有哪些副作用，針對可能的狀況加以處理並克服。

重點摘錄

管理學上的知識，有時運用在人生的狀況上，也可以給我們一些方向。

雖然這是管理學上做決策與解決問題的方式，學術理論也都是從前人的經驗整理歸納而來，人生中有時候很多狀況我們沒辦法改變太多，這些知識提供我們一些想法，當面臨疾病突然出現可給予一些方向，掌握時間靜下心來想想該怎麼做。

加油與祝福

有次參加病友的活動，一位已經康復超過十年的資深病友看著台上其他病友的分享與喊話，突然轉過來對我說：「其實到現在還是很不喜歡聽到人家說『加油』。」我心有戚戚焉地回：「我也是。」

別讓加油變成壓力

有些病人其實並不喜歡一直被鼓勵，因為真正在辛苦、在難過的是病人自己，旁人的加油打氣，對生病的人來說有時候是種壓力，因為若是到了生命末期，再說「加油」好像有點諷刺。因為不能清楚知道所有病友的狀況，所以當我去看病友時，通常都只會對他們說：「祝福你，不管你選擇什麼樣的路，都祝福你。」

研究所一堂「健康組織與管理」的課，課堂中談到組織管理中的激勵（motivation），激勵是個循環過程，源自於未滿足的需求，而導致一個以目標為導向的行為，當人透過努力來滿足需求，這個歷程就結束了。在這過程中，我們會用各種方法來達成目標，選擇進行的方式，或者改變目標以減少對需求的渴望。激勵理論主要又可以分為兩大類型：內容理論與過程理論（其中各自又有許多不同理論）。「內容理論」是強調人類的需求，什麼樣的需求可以激勵人類的行為；「過程理論」則著重在人們對行為後果的預期，如何真正影響到工作的績效表現。

例如，生病讓我們體會到「健康」的需求，我們為了恢復健康所做的行為包括：求醫行為、改變作息、吃保健食品、運動等，都是希望藉由行動而去滿足需求。但若以癌症來看，有太多的不確定性，有些時候無法藉由我們的行動而產生太多的改變。一位病友分享他以前是那種覺得只要努力，就會有成果的人，於是在生病以後，他上網找了所有與疾病相關的文章、研究文獻，也諮詢許多專業人士的意見，希望藉由對疾病的了解逐步地打敗它。但當他大量閱讀與找尋資料後，卻突然發現這些並沒有讓他更安心，看了那麼多，竟然對「疾病」一點幫助都沒有。後來，除了倚靠一些靈性的慰藉，如宗教，他也試著改變他的目標，也就是知道癌症可能無法完全康復，卻可以與它共存，於是他除了就醫也努力照顧自己，讓治療順利且盡可能降低身體的不適感。

其實也不是完全不能對病友喊「加油」，只是因為平時不知道我們遇到的是什麼樣的病友，所以一味的「加油」或許可能帶來反效果。若是從內容理論來看，有些人可能心理病得比身體還嚴重，這時就要了解什麼樣的事情可以激勵他求生的需求，例如鼓勵的話就是一種；如果是一個比較悲觀的人，他可以預期癌症的結局就是死亡，既然是不好的結果，那麼過程中可能就比較提不起勁，對他喊加油就沒什麼幫助；反觀若是一位比較樂觀的人，他可能就比較適用於內容理論，即便知道最後的結果，但他可能把需求放在眼前。我常會鼓勵病友先為自己設定一個比較容易達到的目標，例如不吐的化療、讓自己可以多進食好有體力可以抗癌，當修正了目標並達到之後，第一個需求被滿足了，再看看是否能更進一步，往不同目標努力，這樣一步一步，較容易忘掉病痛。

以前也不是很了解為什麼盡量不要對著病友喊加油，現在慢慢知道激勵的方式有很多種，每個人、每個人遇到的狀況都不太一樣，也因此讚美、鼓勵並非適合用在每個人身上。

重點摘錄

激勵的方式有很多種，每個人、每個人遇到的狀況都不太一樣，也因此讚美、鼓勵要視情況給予。

Part 3

築夢踏實

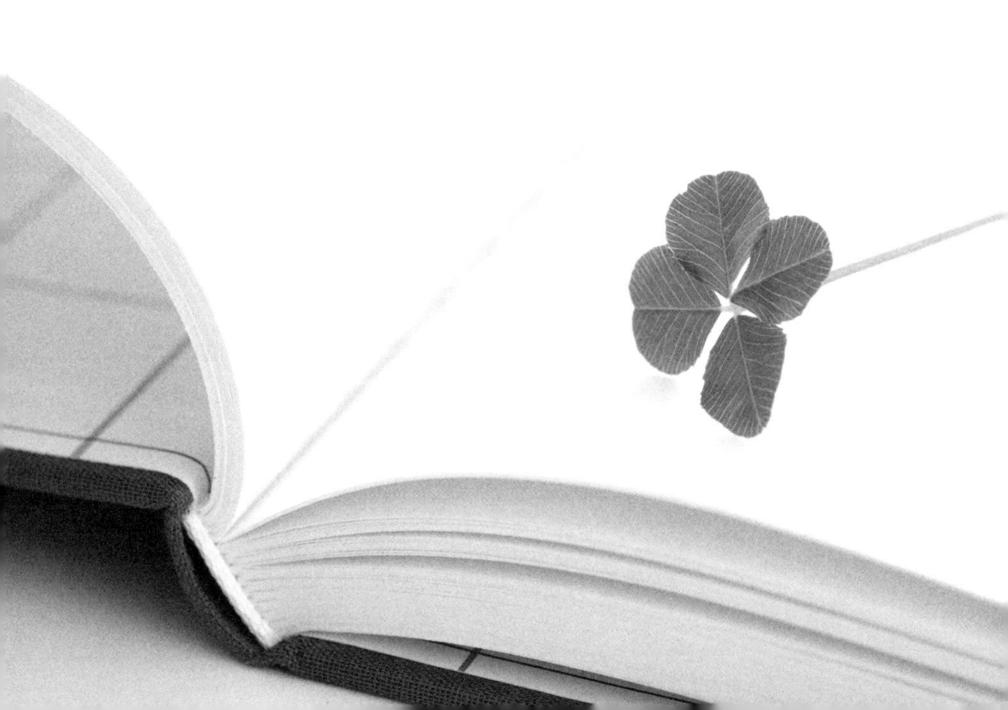

把夢想寫下來，向宇宙下訂單

記得當我躺在移植病房時，一心以回紐約完成學業為目標，這個目標不斷牽引著我，為了要回紐約繼續完成學業，我告訴自己必須要完成移植並休息一段時間好好保養身體，當時做的每件事無論大小，即使只是處理當下身體的不舒服，都是為了那個遙遠的目標在努力。

當你真心渴望，整個宇宙都會聯合幫助你

後來，我開始習慣性地把特別想做的事情記錄下來，也就是「向宇宙下訂單」。有時候記下來的事項不是那麼明確，也還不清楚該如何達成，但我

心裡會知道我想要幹什麼，於是我就朝著同一個方向走，即使沿途的路很崎嶇，但總是能在路途中發現意外驚喜。之後逐漸地，目標和方法會越來越明朗，然後就像是上天在關注著我般，總是在臨門一腳又有貴人出現，讓每次的目標都能一步步達成。

舉個自己的例子，移植後在家休養的那段時間，很希望能把自己生命的歷程記錄下來與和我類似狀況的人分享，於是很認真寫稿、找出版社。首先我必須趁著記憶猶新時，火速把移植病房的日記補起來，因為在移植室化療後幾天，身體的不舒服讓我無法完成住院前自己訂下「天天寫日記」的目標，但其實當時非常不舒服，每天不是看電視就是睡覺，生活非常單純，身體比較有精神後，就用簡單一兩句話記錄生活，在補日記的時候就快許多。這段時間，我也將每次回診鉅細靡遺地記錄起來，包括問題及醫師的回答，想想我的問題其他病友也可能會遇到吧。出院後大約三個月的時間已把所有的生病歷程都整理差不多，緊接著就開始找出版社。

當我發願要出書，也是做足功課，我常到圖書館借大量與癌症相關的書回家閱讀，了解這些書都是哪些內容，而我想要寫的內容跟那些人又有哪些不同。我也常跑書局逛逛醫療相關書籍，除了看相關書籍的內容，也看出版類似書籍的出版社有哪些，並對這些出版社做了一番研究。甚至最了最壞打算：自費出版，連自費出書的出版社我也找兩家以上。最後不知道哪本書的作者提到，他找到在自家附近的出版社，讓我有了方向，我也希望找和自己有地緣關係的，沒想到在我所屬的地區就有三家大型出版社，距離也都很近。

最後在原水文化的部落格看到有人詢問投稿事宜，就這樣鼓起勇氣，把稿子寄過去。我知道這一去可能再也沒下文，但我告訴自己至少有試過。很幸運地，約莫一個月後我竟收到編輯的回應。開始跟編輯溝通、書信往返時已經來到十一月，當時預計隔年一月中要回紐約繼續完成學業，商討後決定在兩個月的時間內完成生平第一本著作，還真是有點趕。在經過大家一番努力後，我的第一本著作順利地在十二月底出版上市。當我拿到那本厚厚的

《癌症學校教我的事》，心裡好感動，「I made it !!!（我成功了！）」內心不自覺地吶喊。

又譬如研究所畢業後，我希望可以多在紐約待半年，累積自己在非營利組織工作的經驗才回台灣。由於已畢業又只計畫待短期，於是希望可以找個有薪資的實習機會。實習並不需要再新辦工作簽證，工作主要是學習、輔助正職員工完成任務，工作比較有彈性也沒什麼壓力，有最低工資可以領，對生活不無小補。相較之下，先前就學期間找實習單位，丟了很多履歷，想要去非營利組織、也想試試政府部門，結果目標不明確反而不順利。這次清楚知道自己的目標，當我在找工作與實習機會的入口網站輸入我設定的關鍵字：紐約、非營利組織、實習、有薪資，竟然真的出現一筆有薪資的非營利組實習機會（紐約幹細胞基金會，The New York Stem Cell Foundation），這個基金會所做的事情是幹細胞研究，跟我有那麼一點點相關。當天我趕緊找出履歷，寫好cover letter與一份writing sample，更重要的是上網研究這個組織的歷史淵源，在做好準備後將履歷寄到基金會，獲邀面試後很幸運也獲得人資同意讓我加入團隊，主要做一些行政事務，也可以參與基金會的例行會議與募款活動。因為這難得的實習經驗，讓我擁有在紐約最難忘的一年，也為紐約留學行畫下完美的句點。「How lucky I am!（我是多麼幸運啊！）」我告訴自己。

如果不採取行動，夢想就只是空想

人因夢想而偉大，夢想可以大到遙不可及，也可能是小得唾手可得，重點是要敢作夢、也要敢去實踐，如果不採取行動，夢想就只是空想。雖然現實生活有許多問題要考量，讓我們不一定能馬上完成那個夢想，但只要心中的那個夢想不變，會發現冥冥之中好像有股力量牽引著你去達成。

大學畢業後，當時一心想要到非營利組織工作，但第一份工作卻是研究助理，協助護理系的教授做安寧照護研究。研究的內容和我自身罹病的經歷有一點關係，大學教授就推薦我買一本《醫療社會學》來讀，他希望我碰觸醫療相關的東西，同時也不要忘記社會系本科所學。

後來出國念非營利組織管理，返台終於如願到非營利組織工作，沒想到這些年的工作經驗又牽引著我回到校園。因為工作，讓我發現自己在專業知識上的不足，因此我決定在公共衛生領域從頭學習，其中一塊領域竟然就跟當年大學畢業老師推薦我的書息息相關，原來談公衛政策很需要社會學的視野。這時我才發現，以前所做的每件事情，都是在堆砌成為現在的我，原來過去所做的每件事情都是有意義的。

到現在，已過而立之年的我，仍時常對生活感到慌亂，但是內心又一直有股使命——「想要貢獻我微小的

重點摘錄

夢想始於行動，有行動就有實踐的機會。

力量，幫助社會大眾生活得更好」。大學畢業所立下的志願，要在非營利組織工作的想法，還是從來沒有變過。當試著朝夢想前進時，或許當下不一定看得到結果，但常常走了很長一段路之後，回頭卻又發現所做的每一件事情，都是為夢想在堆積。夢想真的是始於行動，有行動就有實踐的機會。

我那「立志做大事」的夢想

先來說說夢想吧。小時候我們都有夢想，希望長大以後成為怎麼樣的人，答案通常不外乎是警察、老師、律師、醫師。我有個五歲的姪子，他的夢想是當「公車司機」，小小年紀的他把台北市的公車路線背得滾瓜爛熟，出外旅行時背包一定放一本公車手冊，在無聊的時候就會拿出來翻閱；現在手機很方便，無聊的時候更會向長輩借手機，點開「台北等公車」繼續複習他的公車路線。

姪子年紀輕輕目標倒是挺明確的（雖然長大可能就不一樣了），但是看著他為了他的目標所做的每個努力與執著，我打從心裡佩服。他還跟他媽媽說：「考公車司機不是都要考公車路線嗎？所以要背熟。」

翻開記憶，完全不記得小時候有沒有認真想過自己長大要幹嘛，只記得小時候曾給自己的期許就是國父所說的：「立志做大事、不要做大官」。但是這種志向很空泛，我也不知道該怎麼做，到底什麼才叫「做大事」呢？

始終如一，堅持做對的事

之前讀了癌症希望基金會董事長王正旭醫師的書《最溫柔的陪伴》，看完後很感動，從書中更加了解他學醫、行醫的背景，他從一位癌症家屬，後來成為診治癌症的醫師，行醫路上從未背離初衷，一路走來始終如一，從臨床工作又擴展到社區照護，到後來出書，王醫師做的每一件事都是希望幫助癌症病人，都是希望透由一點點的力量讓癌症病人更有勇氣與能量，面對疾病與生命！

我一直很佩服那些終其一生至力於幫助人的人，特別是若能把學校教的學以致用，始終如一、堅持做對的事情、永不放棄，更是令我肅然起敬！

這也讓我聯想到，很多職業棒球選手，他們從小立志打棒球，每天不間斷的練習，就是希望可以站上最高殿堂比賽，而也因為有這些職業運動，讓我們得以休息、娛樂，或許他們都是小角色，但是如果沒有這些人過去的努力與付出，可能就沒有現在精采的比賽。

生病期間，也覺得醫護人員很偉大，他們或許只是認真地扮演屬於他們的角色，可是卻因為他們的付出，讓我可以度過生命關卡，獲得重生。他們透過工作不斷的在幫助人，我覺得好棒啊。

後來我才知道，國父除了說人要立志做大事之後，又說：「無論哪一件事，只要從頭至尾徹底做成功，便

重點摘錄

不管做什麼職業、扮演什麼角色都好，只要認真扮演好自己的角色，能夠堅持對的事情，如果恰巧又能幸運的為某個人的生命帶來一些好的改變，那也就夠了。

是大事。」其實我想意思就是不管做什麼職業、扮演什麼角色都好，只要認真扮演好自己的角色，能夠堅持對的事情，如果恰巧又能幸運的為某個人的生命帶來一些好的改變，那也就夠了。

夢想起飛

在大學三年級時，我就讀的東吳大學社會系開了一門「第三部門與非營利組織」的課，就是在我結束癌症治療的那一學期，我知道後二話不說立刻就選了這門課。這要說到在生病前近一年半，我積極地參與學生社團活動，從最基層的社員、服務員做起，一路到做到幹部、營隊的組長，到最後甚至當上了副社長、總幹事，可以說把學生最精華的時間都獻給了社團，我也在這樣的社團活動參與及歷練中，認識了最基本的社團經營與運作。

後來因為生病，所以逐漸淡出社團，也因為邁入大學三年級第二個學期，開始為畢業後做準備，那時思考著，如果有一份工作可以做自己喜歡做的事、可以幫助人、又可以拿薪水，該是一件多棒的事情啊！如果這份工作，能運用社團的學習與經驗，更重要是還能跟社會學本科所學沾上邊，應該就是「學以致用」最好的詮釋了！就在這樣的因緣巧合下選了這門課，更因為這門課，啟動我想投入公益事業的想法。

上過課以後才了解，非營利組織有很多種，首先最大的不同就是區分為「社團法人」與「財團法人」，兩者的差異在於成立的基礎不同。社團法人是以「人」為基礎，很多協會、病友團體都是病友家屬所組成，若是全國性的向內政部登記、區域性的就向縣市政府社會局登記。學生時代的社團就很像社團法人，有些社團是以聯誼為主，有些可能會因宗旨與目標提供更多不同的服務。至於財團法人則是以「基金」為主，需要有一定基金才可以登記設立，依目的事業主管機關所規範與監督。

非營利組織有很多種類型，包括藝術、慈善、教育、政治、宗教、學術、環保等；非營利組織的功能也有所不同，像是開拓與創新功能、改革與倡導、價值維護及服務提供等。在台灣，較常聽到服務提供的非營利組織，像是陽光基金會、世界展望會等；也滿常聽到一些改革與倡導類型的組織，推動一些政策與法規的制定或修正，或促成社會態度的改變，例如台灣醫療改革基金會等。不同的非營利組織有著不同的使命與目標，但相同的是，這些組織的出現依理論來說，就是在補足政府、營利部門所無法提供或滿足民眾的需求。以我回台灣後服務的癌症希望基金會為例，創立之初就是以提供癌症病人服務為主，提供病人疾病的諮詢、提供免費借假髮，甚至辦理身心靈的康復課程，提供癌友一個舒適的空間邁向康復之路，目的也是希望補足醫院治病之外，其他延伸的身心靈照護。

愛你所選、選你所愛，當我大學畢業告訴自己未來要在非營利組織工作後，一部分的人生方向就確定了。

重點摘錄

如果有一份工作可以做自己喜歡做的事、可以幫助人、又可以拿薪水，該是一件多棒的事情啊！

期間雖然常常會迷惘，懷疑這真的是我想做的？但每過一段時間回頭檢視自己的人生時又會發現，這一路我不曾走偏過，而路就這樣慢慢地、慢慢地越來越往前，未來也似乎越來越清楚。

第一份在非營利組織的工作

我第一份在非營利組織的工作，是在紐約幹細胞基金會（The New York Stem Cell Foundation，NYSCF），這是一個跟我所學一致（非營利組織管理），又跟我個人經驗（造血幹細胞移植）有點相關的單位，我花一年的時間在那邊工作與學習。

第一次去面試時，就深深被辦公地點所吸引。辦公室氛圍如同網路流傳Google辦公室般，環境明亮又舒適，而且全都用蘋果系列的MAC（我從來沒用過）；工作內容從最基礎的辦公室行政事務、到非營利組織的核心任務：募款，以及透過親身參與來學習如何經營管理一個非營利組織，對我來說真的是個完美的實習機會。

基金會執行長兼創辦人名為蘇珊・所羅門，她的兒子很年輕就被檢查出罹患糖尿病，因此她知道唯有從醫療（幹細胞）研究著手，藉由幹細胞的研究發展出新的藥物或治療，才有可能防止糖尿病的發生。有這樣的宗旨後，她在二〇〇五年春天成立了紐約幹細胞基金會。

一切都來自於「相信」，創辦人蘇珊相信藉由幹細胞的研究，可以改善人類的生活，造福的不只是那些有特殊疾病的人，而是全人類！

在我到這裡實習以前，一直以為幹細胞移植就是用來治療血液疾病，後來才發現這樣的認知是錯誤的。幹細胞有分很多類型，這個基金會致力於各種幹細胞研究，擁有自己的實驗室，有來自印度、中國、日本、歐洲等世界各地的科學家到這兒做研究員或博士後研究，希望藉由幹細胞來治療某些疾病，諸如癌症、糖尿病、自閉症、老年失智等。

之前去參觀基金會的實驗室，得知這裡一開始只有兩間小實驗室，擴充到現在占有整層樓有一半以上的面積。為此，我認為這基金會了不起的地方就是募款，就我所知，美國政府目前不提供補助給幹細胞研究，基金會的運作經費都是來自私人的資金，因此募款在我們基金會是一件非常重要的業務，而這正是我的工作任務，一年下來也從中學習很多。

除了實驗室做研究，基金會每年也會舉辦一些固定的活動，讓一般民眾參與並藉此了解基金會所做的事情（當然也少不了藉此募款）。像是在春暖花開的三月，在時代中心舉辦「時代中心對談（Times Center Panel）」，邀請一些專家進行座談，民眾可以報名免費參加此座談會。秋天十月的時候，則有年度的幹細胞研討會與年度募款餐會（Gala）。每次的年度募款餐會都會邀請專家學者與會進行討論，並分享這一年來的研究現況，在我實習那年有幸參加大會，我就像劉姥姥進大觀園，除了見識到晚宴盛況，還親眼見到紐約市長呢！除了這些比較大的活動外，一年中還有很多專門為董監事會成員的朋友所規畫的活動，希望藉這些機會讓更多上流社會的人認識基金會。

有願之外，還要有行動力

找實習的經驗，與執行長蘇珊的例子，都告訴著我，有願就要有行動力，願望才有實踐的可能。當我們訂定目標後，也需要搭配實際的行動，當時我有時間的壓力（三個月要找到工作或實習，不然合法留在美國的資格就會被取消），讓我必須為目標採取行動，而且盡可能要讓每個步驟完善。如果永遠在做夢、在規劃、在想像，沒有起而行，即使老天爺再眷顧我們，還是很難讓夢想成真。

重點摘錄

如果永遠在做夢、在規劃、在想像，沒有起而行，即使老天爺再眷顧我們，還是很難夢想成真。

看似瑣事，做得好也能成就大事

當初在面試的時候，其實只知道要做辦公室的行政助理，進去之後則是被歸在發展部的實習生（Development intern）。發展部是行政辦公室中最大的部門，整個基金會運作的經費全靠這個部門募款而來。在募款上，一部分人是在維護基金會與捐款人的關係，內容包括辦理研習會、參觀實驗室、董監事會的資料準備；另一部分的人則是在開發可贊助經費的基金會。在美國的基金會，有一部分是家族的基金會，有的則是專門提供經費，所以要去蒐集資料了解全美有哪些基金會提供經費申請。這讓我了解到，非營利組織並不見得要提供直接的服務，有些單位是專門在審核計畫案並提供經費。

在NYSCF的工作內容

實習生在辦公室裡，除了協助一般行政的工作像是接電話、影印、到郵局寄信，隨時跑腿或協助任何其他人交代的任務之外，很大部分的工作就是擔任後援，協助準備文件、找資料，讓專職人員在辦活動時可以更順利。

每天早上，同事會閱讀今日新聞，看看有無任何與捐款人相關的新聞，如賣掉一大筆股票、捐款人的公司併購了另一家公司等。而這些報紙新聞整理後需要建檔、歸檔，那位同事也會負責將重大相關的訊息提供給董監事會參考。

畢竟是聯繫人與人的關係，所以紐約幹細胞基金會有很強的個人資料管理系統，可以記錄捐款人與紐約幹細胞基金會過往的交流紀錄；在資料庫中，也可建立捐款人與捐款人之間的關係，妥善運用個案資料庫，對於個案追蹤有很大的幫助。除了每筆記錄，如果有要追蹤的事件，系統也會自動跳出提醒，才不會錯過跟捐款人聯繫的重要時機。

在我工作一個月後，接到一個沒聽過也不熟悉的全新任務「Prospect Research」（意思是「潛在捐款者的查詢」），這項工作是針對一些可能的捐款人去做資料整理，包括最基本的個人資料、個人資產、參與的相關基金會及協會、參與的社交圈，以及捐過大筆金額的紀錄。後來才知道，潛在捐款者的查詢在美國非營利組織滿常見的，有專門的書籍談論，甚至有單位針對相關主題授課。畢竟鎖定目標募款，一定要徹底了解對方，才有機會一次射中紅心，牽起彼此的緣分，也才有可能獲得捐款者的認同進而實際支持。

我很珍惜在紐約幹細胞基金會的實習機會，也很喜歡在那邊的工作氛圍。因為規模不算太大，團隊間合作很密切，當有新的計劃要執行，同事間會互相討論、腦力激盪一番，彼此有不同意見也都會提出激辯，勢必找出大家都能接受的執行方式，而我就在這樣的工作環境中學習，收穫滿滿。

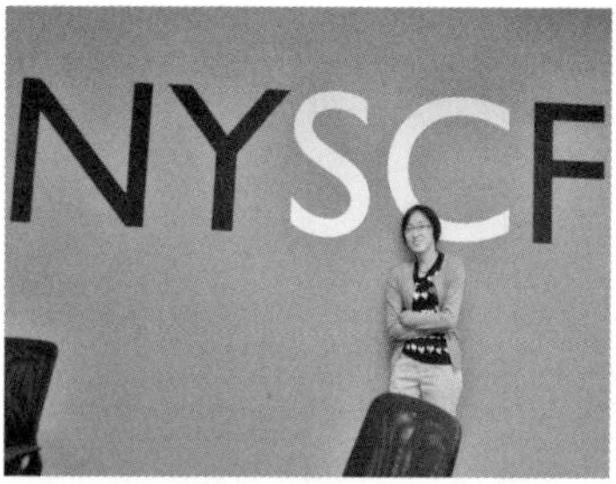

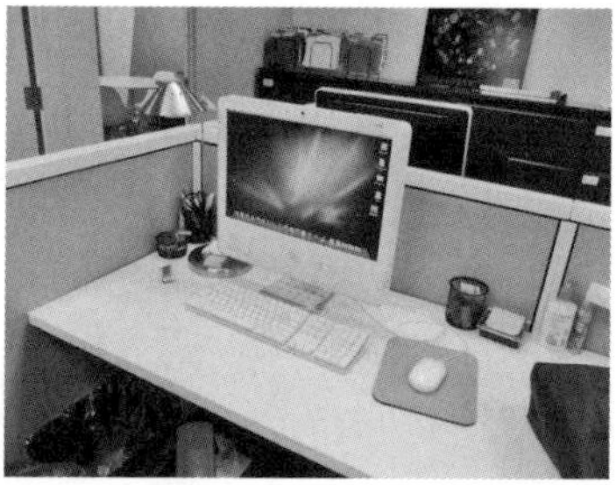

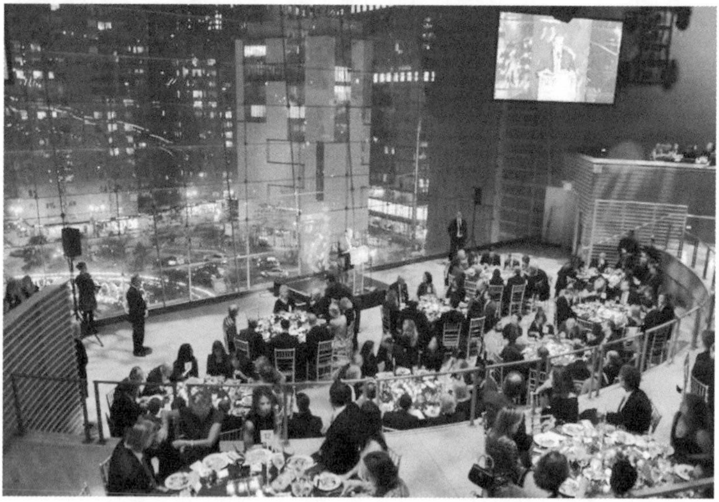

▲在紐約幹細胞基金會的實習，讓我大開眼界，收穫滿滿。

NYSCF Gala

在美國很多基金會都會舉辦年度募款餐會，一來是要感謝捐款人這一年來對基金會的支持，二來也是要藉由這樣的盛會邀請更多人認識基金會，進一步募得更多的款項。

在盛會中，可以遇到許多政商名流，有些基金會甚至有很多大明星。不過要參加這樣的盛會花費並不便宜，以紐約幹細胞基金會的餐會來說，你可以購買單張門票（如果沒記錯的話，一張就要五百美金），也可以包一桌的費用，形式有點像台灣土地公生日時會舉辦筵席那樣，想參加的人需要買門票或是認桌。但像紐約幹細胞基金會這種募款餐會，在台灣一般的非營利組織就很少舉行。

二〇一一年的年度募款餐會NYSCF Gala，是位於紐約西59街與百老匯大道交叉口的時代華納大廈（Time Warner Building），從舞台後方大面玻璃可直接看到中央公園，深夜打上燈光非常華麗。一般實習生是不能參加這個活動的，但大概同事看我這一年很認真，所以也邀請我參加讓我見識一番。

除了晚宴的會場，在會場的外面還設有攤位，有六至八個攤位供實驗室的科學家展示他們的成果。每個攤位分屬研究不同疾病的組別，例如研究幹細胞與癌症、幹細胞與阿茲海默症、幹細胞與糖尿病、幹細胞與帕金森氏症等，讓每位與會的貴賓可以近距離與科學家接觸，了解科學家最新的實驗狀況，當然也可以面對面請教不懂的問題。

那年基金會特地邀請紐約市長彭博擔任嘉賓，這是我第一次親眼見到紐約市長。會中由彭博頒發領導獎（NYSCF Leadership Award）給羅伯森（Robertson）先生，羅伯森先生贊助了一筆五年共一億五千萬美金的經費，給在做幹細胞研究的年輕科學家。依我的觀察，頒獎其實也是一種募款的手法。因為這對受獎人而言是一個榮耀，他會邀請許多親朋好友共襄盛舉，那至少也會認一至二桌的費用。在台灣，若是土地公廟辦活動，提供獎學金給鄰近學校的學生，學校必須要派代表參加，乾脆禮尚往來，也認一桌的費用。

宴會中，有個當年度開始的特別活動——贊助競標，品項包括數件從知名藝術家那兒募來的作品，以及一些事前我們就先列舉好科學家在年底要參加國際研討會的機票與住宿券。原先只設定一兩位科學家，沒想到與會的貴賓響應踴躍，金額越喊越高，最後的總金額大概可供三至四位科學家一同參與國際研討會。

因為是一年一度的盛會，晚宴從場地、餐點、流程規劃到座位安排無不經過精心設計。資深的同事每天為了安排座位而傷神，還有同事開玩笑說：「如果我沒有把位子安排好，只要讓其中一位與會者不開心，我的飯碗就丟了。」這讓我想到之前服務的單位舉辦尾牙，為

重點摘錄

當有新的計劃，同事間會互相討論、腦力激盪一番，彼此有不同意見也都會提出激辯，找出大家都能接受的執行方式。

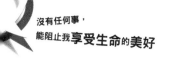

了安排座位也是煞費苦心，每一位都是我們的貴賓，座位安排前面、安排後面、誰跟誰坐、誰跟誰不能一起坐，有太多「眉眉角角」，很顯然地這種禮節風氣不是只有東方人才有，在西方社會也一樣重視。

結束後，在擺攤的地方又有個小酒會，讓大家可以繼續交流。這一夜是這一年實習中很難忘的夜晚，我見識到上流社會人士的社交生活，而且是非營利組織年度的重要活動。非常高興我能受邀參加這麼重要的盛會。

肯努力、肯付出，不要害怕新挑戰

剛開始實習時，最大的挑戰就是語言。雖是在紐約的第三年，但前幾年除了因為在台北與紐約之間來來去去外，也因為在學校上課，頂多只有在討論報告時會跟同學說上幾句英文，平時主要都是獨來獨往或跟台灣留學生相聚，真正說英文的時間並不多。這次是獨自一人身處在全外國人的辦公室中，沒有任何一個人可以說中文，真的是一大挑戰。

剛進辦公室時感到自卑與沒自信，常覺得同事間交流都不找我，是不是討厭我？總覺得他們當我是隱形人，所以我每天都埋頭在自己的工作中。雖然很努力地嘗試融入大家，希望可以與他們找出共同話題，只是還是很難，除了語言障礙外，文化上也有些隔閡，辦公室人際相處的問題，讓我每天上班心裡都很糾結。三個月之後，我終於想通了，不要自己去猜想別人在想什麼，但不要孤僻都不跟人接觸，就做自己吧。

想通了以後，也比較不會在意，再加上與同事相處的時間越來越久，慢慢地彼此產生了默契，他們也知道怎麼跟我互動。畢竟紐約本來就是個外來移民的大熔爐，紐約客不太有歧視的問題，他們看的是你的能力與生存下去的本事，而我發現只要肯努力、肯付出，別人都會看在眼裡。而且紐約客從不吝惜給予讚美與感謝，很多小事情，當我幫忙處理完，大家都非常感激。

勤做筆記，把事情做到完美

剛開始實習時，為了不讓同事重複教我同樣的事情，每次教完我都會自己做筆記，比如開會時要準備筆、筆記本與開會資料，連筆跟筆記本要擺放的位置我都會記起來，下次開會前同事只要交代有幾個人要來開會，我就會把相關的東西準備好。同樣的事情重複做，就會變成專家；同樣的事情，想辦法做到完美，就是每次可以努力的地方。慢慢的，大家越來越喜歡我，也都可以放心把工作交給我。連我最不擅長的講電話，他們也會鼓勵我完成。勤能補拙或許就是這樣吧。

暑假我參加了基金會的壘球隊，才知道大家對我的評價，同事都說我是「secret weapon（祕密武器）」，不只

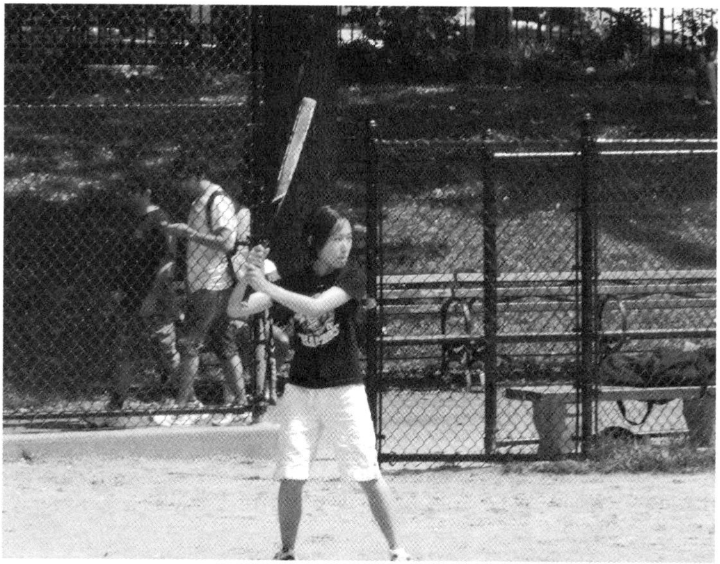

▲參與基金會的壘球隊，被同事稱為「祕密武器」。

在球技上，在工作也是。而我後來也才感受到，同事從沒有把我當作一個外國人，不會因為我語言的不足，只分配簡單的工作給我，不會因為我不斷請教他們問題而感到厭煩，反而很有耐心地提供指導，也因為我不想犯錯而勤於發問，讓他們感受到我的認真。

最後，我在這個單位實習了一年，離開前依依不捨，大家也為我送別，最讓我開心的是，基金會送了我一個大紅包，這個紅包比我一週領的薪水都還要多，這樣的肯定對我來說真的好重要！

重點摘錄

同樣的事情重複做，就會變成專家；同樣的事情，想辦法做到完美，就是每次可以努力的地方。

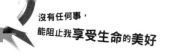

在紐約街頭做問卷調查

前面提到，畢業前我必須要完成一個校外實習，實習單位可以是政府部門、非營利組織、學校等，工作內容必須要跟所學有關。剛開始找實習並不順利，不是條件不符、就是工作內容不適合，再不然就是開始實習的時間不能配合，一度擔心會因此耽誤畢業。有天突然看到一個與癌症相關的實習機會，會說中文還可以增加錄取機會，我馬上寄出履歷，最後果然因為會說華語，而很順利地通過面試。

這個實習機會是由葉史瓦大學亞柏特愛因斯坦醫學院（Albert Einstein College of Medicine of Yeshiva University）與美國癌症協會（American Cancer Society）、皇后區圖書館（Queens Library）共同合作的「皇后區圖書館健康

鏈（Queens Library HealthLink）」研究計畫，實習時間為期四個月，實習內容針對弱勢社區之癌症醫療品質進行街頭問卷調查，並參與社區健康會議。

整個紐約市有五大行政區，最為人所知的就是曼哈頓（Manhattan），其他四個是布朗士（Bronx）、皇后區（Queens）、布魯克林（Brooklyn）以及史坦登島（Staten Island）。這個計畫主要針對皇后區外來人口居多的區域進行訪查，居住在某些特定區域的人口資源較不充足，人口特性大部分是華人、拉丁美洲人或是東南亞的移民，這群居民普遍的狀況就是經濟較為弱勢、英文為第二語言，圖書館提供他們資訊吸收、交流的地方。希望透過這項研究，了解這些居民對癌症的認知及篩檢的行為，進而可以透過社區、透過圖書館去推動癌症預防與篩檢的工作，促進民眾健康。

為了這個研究案，我每週兩天要到偏遠社區進行街頭民調，方式是隨機在路上找人受訪，如果遇到下雨天或是到治安較不好的地方，就會直接進到圖書館內找人做問卷。問卷內容包括一般癌症認知、抽菸行為，及針對可以篩檢的癌症，例如乳癌、子宮頸癌、大腸癌、攝護腺癌等，了解民眾實際篩檢行為。我們要依年紀、性別做受訪者篩選，所以不能單選年輕帥哥進行訪談，或只找會說中文的華人做問卷，不然會讓受訪者年紀、性別分配不均，導致研究有偏差。

在美國沒有全民健保，都是私人保險，有些外來移民收入不佳因此沒有保險，他們平時會盡量不去醫院、診所，也沒有預防保健的觀念。美國不像台灣提供民眾免費癌症篩檢，有些受訪者確實沒做過篩檢，有些人甚至不知道可以做篩檢。訪談中發現受訪者對疾病知識、癌症篩檢等訊息，會隨著居住區域及人種不同而有差異。參與這項研究，可以透過研究的結果提出改善方案，未來或許也可透過民間的力量，如非營利組織結合社區圖書館來教育民眾、提高民眾的癌症篩檢知識，進而促進健康。

另外，研究計畫有個部分是要推動圖書館成立居民癌症防治自治會，邀請附近居民加入，一同商討如何增進自己所居住地區的健康。我參與了一場華人社區圖書館自治會議，那會議正好討論到推動民眾戒菸行為及邀請骨髓登記的組織（Be The Match）推廣民眾進行骨髓登記，這個骨髓登記的單位就如同台灣慈濟骨髓資料庫，時常有慈濟的師兄姐會在社區進行骨髓登記。美國民眾對骨髓捐贈的了解程度跟台灣差不多，多數人都是想到捐骨髓後會對身體不好、有風險，會有這樣的想法是因為對骨髓捐贈不了解，事實上，捐骨髓指的是捐贈體內的造血幹細胞，而現在收集幹細胞的方式，已較少真的到開刀房全身麻醉從骨髓收集幹細胞，而是透過周邊血收集，這樣的風險相對減少許多。

為了做街頭問卷，學了許多新的英文單字，像是癌症名稱（如：prostate cancer攝護腺癌）或檢查名稱（mammography 乳房攝影；colonscopy 大腸鏡）。因為這個

重點摘錄

捐骨髓指的是捐贈體內的造血幹細胞，現在收集幹細胞的方式，已較少從骨髓收集幹細胞，而是透過周邊血收集，這樣的風險相對減少許多。

實習，搭了從沒搭過的地鐵線、去了從沒去過的偏選地區，讓我的紐約足跡地圖擴大，也在不同地區，品嚐當地外來移民的美食。在國外的街頭做問卷，被拒絕是家常便飯，有時候街頭甚至冷清得找不到受訪者，有這樣的經驗後，現在若遇到街頭有人在做問卷，我都會盡量提供協助，因為在寒風中做問卷真的好辛苦。

最後，我碩士畢業的研究報告也借用此份研究的部分資料，針對特定區域女性民眾，了解她們對子宮頸癌疫苗與篩檢認知與行為的調查，終於在完成論文與實習後，我順利拿到紐約學校的碩士學位！

參加募款活動，從中觀察與學習

在紐約的最後一年，除了希望可以好好享受在紐約的每一天，更希望可以好好的學習體驗跟非營利組織相關的活動。

為了更加了解癌症相關非營利組織的募款模式，我約了朋友去參加「淋巴癌馬拉松（Lymphomathon）」的活動。這個活動是由淋巴癌研究基金會（Lymphoma Research Foundation，LRF）所舉辦，他們募款的目的之一是為了讓更多的科學家去研發新的治療方式或是新的藥物，

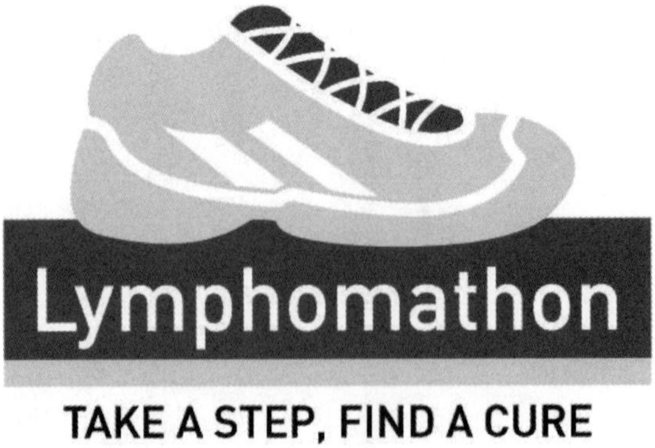

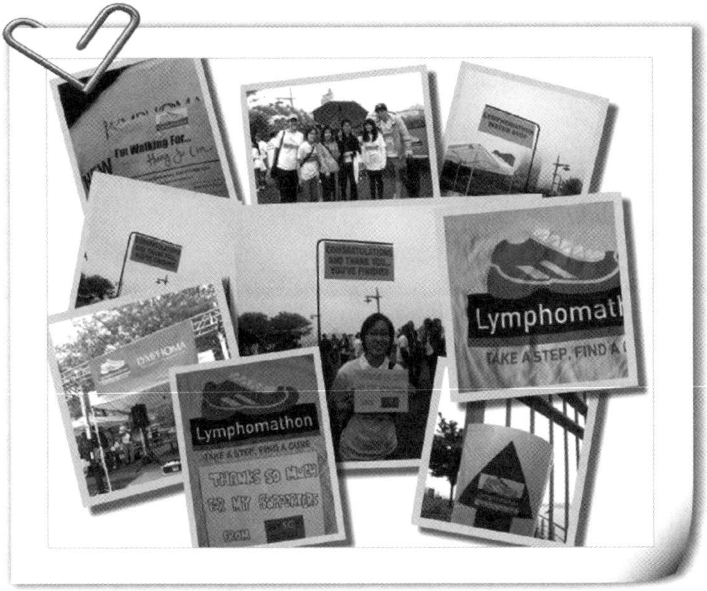
Lymphomathon
TAKE A STEP, FIND A CURE
THANKS SO MUCH
FOR MY SUPPORTERS

另一部分則是為淋巴癌病人與家屬提供服務。二〇〇八年在我開始治療前曾捐一筆小小的金額給淋巴癌研究基金會，當時希望我的治療一切順利；這次可以親身參與，除了組隊參加馬拉松，也向我的同事募款。或許因為同樣是非營利組織的關係，同事們都很慷慨的給予小額捐款支持，短短一週就募到了近五百美金。我帶著辦公室滿滿的祝福，與一群在紐約的台灣留學生與兩個外國朋友，一同在紐約曼哈頓南邊的哈德森河公園（Hudson River Park）為對抗淋巴癌而走。

淋巴癌研究基金會在全美有分會的地方，每年都會固定舉辦「淋巴癌馬拉松」的活動，邀請淋巴癌的病人、家屬、社區、企業等參加，紀念並向每位對抗淋巴癌的人致敬。這個活動沒有進入門檻，也不像每年十月乳癌宣導月的健走會有很多企業組隊參加，算是個「小而美」的活動。這場活動當天雖然天氣陰陰的，人也不是非常多，且只有我們這一隊是東方面孔，但能夠為淋巴癌的病友與家屬貢獻一點心力，感覺真的很棒。

「點亮星空健走」（Light the Night Walk）

「點亮星空健走」（Light the Night Walk）這個活動，是由「白血病與淋巴癌協會（Leukemia and Lymphoma Society）」所舉辦，這是我一直很想去實習的單位，無奈丟了三四次履歷都沒結果。雖然無法進到這個單位實習，但能參加一年一度的募款活動，看看美國人都是怎麼樣辦活動募款、大家都如何熱情的參與，也是很不錯的。這是繼上一次的「淋巴癌馬拉松」之後，第二次參加慈善健走的募款活動，這次是擔任活動的志工，主要工作是幫忙發放食物。

以往在台灣，參加公益活動都是被「請」去參加，有時候主辦單位可能還要有「走路工」費、交通車馬費或是免費便當及餐盒。在美國卻大大相反，基本上不管是哪個組織都一樣，參加活動都要繳交報名費，為自己隊伍設定募款目標。甚至更大型的活動還設有募款金額門檻，沒有募到規定的金額就不能參加。這真是東西文化很大的差異。

「點亮星空健走」和「淋巴癌馬拉松」差不多，也是個要大家「站出來」的活動，募得的款項也都是用在研究上，而我發現設立募款目標，某方面也是在看參與度、支持度，當然也是在看個人的魅力，十分具有挑戰性，也滿刺激的。

參加活動的人不一定是罹患血液癌症的人，也不一定是家人得癌症，更不一定是因為家人死於血液方面的癌症（blood cancer），而是只要你認同，就應該要勇敢站出來，用行動支持對抗血液癌症。

當天有將近七千人參加，來參與的志工也超多，顯見大單位的號召力果然不同凡響，最讓我佩服的就是物資捐贈（in-kind donation）的部分，當天所有的食物全是募來的，一來讓贊助商有機會宣傳，二來活動是在下班後，提供的食物正好讓參加活動的人充飢。除了食物，還有一堆各式各樣的宣導紀念品，多到兩、三台卡車才有辦法載運。

這次活動因為人數眾多，整個下曼哈頓東邊是封街的，有點像台灣近年很常見的上街頭運動，最常見就是

重點摘錄

透過參與公益活動，從中觀察並學習別人的規畫及操作技巧。

選舉造勢，你支持某候選人或某政黨，那就站出來，這個健走活動的概念與街頭運動很像，不過這個活動比較強調對疾病的Awareness（認識），藉由活動宣導疾病預防與篩檢，也強調治療的重要，更希望有多一點人透過這樣的機會認識血液癌症。

在台灣非營利組織的工作

返回台灣前，找工作並不順利。在美國有專屬找非營利組織工作的網站，不管是募款工作、媒體公關、活動企劃等，職缺分類清楚、種類也多，反觀台灣的求職網站所看到的非營利工作主要都是社工，剛開始瀏覽工作時令人滿挫折的。原本打算若沒找到工作，就先到醫院當志工，藉著社會學所教導對社會的觀察，多與病人接觸，希望可以從中了解病人的需求。簡單來說，我一直在思考除了陪伴與經驗分享，還能夠為病友多做些什麼？我一直希望能幫助那些和我有相關疾病的病友，陪伴他們走過生命的低谷。

很幸運的，回台灣過完年不到一個月的時間，我就獲得工作邀請，也順利錄取，一掃之前不知道該到哪工作的陰霾，進入「財團法人癌症希望基金會（簡稱HOPE）」工作。

癌症希望基金會是一個專門服務癌症病人的組織，基金會的董監事會是由擁有腫瘤相關專業背景的醫師、護理人員及社工等共同組成，除了專業的背景，他們共同之處就是皆為癌症病人或家屬，因為想服務同為癌症的病人而設立。

鼓勵病人走入人群

前四個月在病友服務部服務，我既不是社工、也不是護理師，卻能在第一線學習、了解基金會的運作，對此我感到非常幸運，畢竟病友服務部是基金會最大的部門，類比紐約的實習單位是以幹細胞實驗為基金會主要工作，在癌症希望基金會就是以病友服務為主。我的工作內容主要是協助病友借假髮、疾病的諮詢、到病房做病房關懷，也會舉辦一些課程活動讓病人參加。

很多病人在生病後無所適從或是封閉自己，癌症希望基金會會有專業的人員提供病人諮詢與協助；有些人是不敢出門，擔心自己跟別人不一樣，基金會就提供病人一個舒服的地方，在這裡遇到的朋友都有著相似的經歷，因此比較容易彼此敞開心胸，放下對人群的恐懼。我覺得這對病人來說真的很重要，鼓勵病人不要把自己標籤化，透過階段性的回到人群，對於康復後要再回到職場都是助益。

因為是第一線服務，可以接觸到許多病人，但病人的癌別多元，我本身沒有「專業」，在四個月的洗禮後，就轉到「研究發展部」退居第二線，工作內容反而走到前端的教育宣導及公共政策倡議，也跟過去所學較為接近。

基金會已做許多治療階段的服務，癌症教育宣導則包括癌症的預防及癌症的正確知識。在前端透過癌症的教育與宣導，給予民眾正確的觀念，很多疾病其實可以藉由預防來降低發生的機會；另一則是透過癌症衛教手冊傳遞正確知識，或是透過一些宣導活動，讓民眾多一點病識感，當身體出現某些警訊時能及早就醫檢查。

喚起病人關注自身權益

除了疾病的知識外，後來我也花不少時間執行與倡導病人關注自身權益的議題，讓我印象最深、也投入最多的專案是「癌症病人生育保存」的研究，我們從醫療端與病友端進行兩階段訪談。針對六家醫學中心、七科十一位醫師進行深度訪談，了解醫療現況；也訪談許多病友以收集資料，希望透過病友焦點座談，突顯病人在醫療上的困境與阻礙，喚起醫師或醫療提供者的重視。

對於「癌症病人與生育」這議題，我本身就有相關經驗，平時又接觸很多同年齡層的病友，很多病人不知道癌症治療會影響生育，更多病人是不清楚自己其實有機會選擇治療前先保存精子或卵子，因此有人沉痛的吶喊：

「在醫療決策上，其實我們只是希望在充分告知下而做決定」。

曾有病友對我說：「能不能生小孩，與我的生命一樣重要！」這句話對我非常震撼，因為自己並沒有這樣強烈的想法，在就醫過程中也無比幸運地受到醫師貼心的提醒，雖然保命的癌症治療對我身體造成影響，至少在治療前我有完整被告知。因為做過這個案子的研究，我對這位病人特別關心，會詢問她與醫師溝通的狀況。

這是一位罹患白血病的病友，而立之年的她，有位長期交往並論及婚嫁的對象，在與她聊天的過程中，我感覺病人很容易居於醫療資訊弱勢。她表示，第一次住院時就曾跟醫師提到想生小孩的事情，但醫師說：「現在沒有時間。」之後又說：「妳已經打過兩次化療，通常要化療結束六個月後才考慮。」我知道醫師是以救命為先，而且以白血病來說確實很緊急，再加上過去的病人案例，年輕的白血病病人只做化療，對生育的影響機會較小，在這樣的前提下就自行幫病人做了決定。可是每個人的身體狀況都不一樣，即使有過去的經驗可以佐證，卻還是有可能有例外，如果未來能順利結婚生子，就是個圓滿的結局，但如果真的因為化療而造成不能生小孩，那麼對這位把生小孩看做與生命一樣重要的病友而言，未來就算活下來，會不會反而生不如死呢？

在數次與她溝通的過程中，發現她對這一切真的都不了解，多半是從病友志工口中知道化療可能會影響生育，但請教醫師後，又無法得到清楚且滿意的答案，若我是當事人，心裡肯定非常不舒服。因為我實在太關心她，於是就非常積極的詢問與提醒，可是又怕被誤會是來搗蛋，打亂治療時間或者亂推銷偏方，於是後來我告訴她：「我並沒有鼓勵要保存卵子、打保護卵巢的針或任何選擇，但我在意的是，妳有沒有充分被告知。」病友給我的答覆是：「妳完全說中我的心聲，百分之百認同。」這非常鼓勵我。期間，我把我聽過的經歷都告訴她，也找了有醫師分享過的研究文章給她參考，她雖知道已經來不及保存卵子，卻也上網研究，在我跟她談完後的一次住院，她主動跟醫師提出想要照會婦科，了解打針保護卵巢的狀況與費用。不管病友最後決定怎麼做（因為可能會因為費用等各種因素，最後選擇什麼都不做），至少她們事先得到了完整的訊息。

生病的人本來就有不同樣貌，有些人很會善用網路資源，會花時間上網找資料，也有些人似乎一直不太清楚自己疾病狀況。在全台灣每年新診斷癌症的病人中有一成是年輕病人，透過這次的研究，希望未來更多病人能掌握充分的資訊與醫師溝通與討論。我也學習到，病人才是自己身體的主人，有任何狀況自己最清楚，病人必須學習爭取自己的權益，多提問、多溝通，別把醫療主控權放在醫護人員手上。

重點摘錄

病人必須學習爭取自己的權益，多提問、多溝通，別把醫療主控權放在醫護人員手上。

下一站：回到學校進修，紮穩學理根基

回想我這一路的學習及工作歷程：

在大學畢業後，一心想要進入非營利組織工作，想要透過非營利組織改善全民的生活；研究所時期，曾經想放棄非營利組織管理的專業，因為在念公共政策的時候覺得這個領域十分有趣，可以把過去社會系學的知識串聯一起，像是使用地理資訊系統運用在政策規劃與決策。直到癌症復發，讓我決定維持主修非營利組織管理，且將服務對象縮小至癌症病人，或健康醫療相關的非營利組織。何其幸運，我在畢業後找到符合自己期待的工作：癌症相關的非營利組織，可說是「兩個願望，一次滿足」。

過去的工作，有很大一塊是研究與癌症病人權益相關的議題，比如二代健保上路後，大家關注病友團體，但病友團體該怎麼發言、政府該怎麼規劃，以讓病友團體表達聲音，這之間的過與不及很值得深入了解，站在一個非營利組織的立場，如何提出符合公平正義且能讓政府接受的提案，更是一門學問。還有很多病友相關的議題，可以從制度面了解，而非營利組織就站在第三者的立場，去維護民眾的權益，監督政府改革或制定合宜的政策。

大學社會科學是從一個宏觀的角度看許多社會現象與社會問題，培養我們看社會現象、社會問題並分析社會現況的能力；紐約讀研究所則是學習非營利組織該怎麼運作與管理。

因為學習、因為工作，現在更希望能專注在健康政策與管理，學習分析健康政策、了解國際健康政策之發展趨勢與相關爭議；同時也學習健康組織設計、行銷、人力、控制與規劃等功能，使健康照護組織有效運作。為了儲備這方面的能力，於是我再次回歸校園進修，希望自己進步、再進步。

繼續為夢想鋪路

不久前收到指導教授的來信提醒：「讀研究所的目的是為了要做出好研究、寫出好論文」。既然當初報考研究所很大一部分原因是發現自己在學理方面的不足，希望能透過嚴謹的學術訓練之後，結合實務的經驗，做出一份好的研究。回過頭來，或許可以在實務、政策面上提出改善建議。想想也是，都已經二年級了，未來一年首要的任務就是好好做研究。雖然我知道還有一段漫長的路要走，不過我會堅持下去，希冀在完成碩士論文後，未來仍持續在健康相關的非營利組織工作，不管是在病友權益倡議上的議題分析，或是管理健康組織的永續經營，都能有更進一步的貢獻。

重點摘錄

當初報考研究所很大一部分原因是發現自己在學理方面的不足，希望能透過嚴謹的學術訓練之後，結合實務的經驗，做出一份好的研究。

〔後記〕

築夢・逐夢

最初的夢想　緊握在手上
最想要去的地方　怎麼能在半路就返航
最初的夢想　絕對會到達
實現了真的渴望　才能夠算到過了天堂

范瑋琪——〈最初的夢想〉

二〇一六年二月，癌症康復已滿七年，經歷一次全身性的電腦斷層檢查，也確定影像中沒有看到任何復發的跡象。我想，超過五年都正常，應該可以稱作「痊癒」了吧！至少，我是這樣告訴我自己。

Survivor是一個身分，不是全部的人生

在坊間很多癌友所撰寫的書大部分都是教你抗癌、記錄生命歷程，可是現在全癌症平均五年存活率已超過百分之五十，也就是有一半以上罹癌的人在經過治療後，可以繼續和親愛的家人生活、可以繼續人生未完成的事情。既然有這麼多的癌症存活者，為什麼沒有人告訴他們活下來之後呢？這是當初起心動念，想要完成這本書的想法。

廣義來說，癌症存活者（cancer survivor）是指從被診斷的那一刻開始，與癌症共存的時間，直到生命的結束。根據這個定義，十四年前從我被診斷

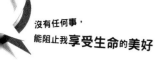

癌症的那刻起，我就是個癌症存活者。但是，這些年要不是工作的關係，「癌症」已經離我越來越遠。很幸運的，從我的外觀也看不出任何癌症的痕跡。除了對病友我會侃侃而談過往的經驗；對於朋友，我幾乎是不談論過去的病史。癌症存活者，對我來說是一個身分、但不是標籤，就像我是我爸媽的女兒、是姪子的姑姑，這都是我的身分、生活中的一部分。既然這是一個身分，這樣的身分就會陪著我一輩子。

沒有任何事，能阻止我們享受生命的美好

癌症存活者是一個身分，生病是生命的一個歷程，那麼人生每個階段就會有不同的任務需要去執行、去完成。多年前曾看過一本書《通行靈界的科學家》，整本書帶給我印象最深的思想是「只要活著，一切都有可能」。只要活著，就不應該要放棄想做的事情。

這些年，不斷的為自己想做、認為該做的事情努力。目標，可以隨著現實的狀況作調整，再怎麼艱困的情境，都還是可以苦中作樂，人生還是可以過得很精采。

最後，希望將此書獻給每位面臨生命困難的朋友，永遠不要小看自己面對困境的能力，不要沒有嘗試就放棄，你要相信，只要我們願意面對，沒有任何事，能阻止我們享受生命的美好！

國家圖書館出版品預行編目資料

沒有任何事，能阻止我享受生命的美好／林虹汝著 . -- 初版 . -- 臺北市：原水文化出版：家庭傳媒城邦分公司發行 , 2016.07
面； 公分 . -- （悅讀健康； 132）
ISBN 978-986-93044-6-7（平裝）
1. 癌症 2. 病人 3. 通俗作品

417.8 105012764

悅讀健康 132

沒有任何事，能阻止我享受生命的美好

作　　者／林虹汝
選　　書／林小鈴
責任編輯／潘玉女

行銷企畫／洪沛澤
行銷經理／王維君
業務經理／羅越華
副總編輯／潘玉女
總 編 輯／林小鈴
發 行 人／何飛鵬
出　　版／原水文化
台北市民生東路二段 141 號 8 樓
電話：（02）2500-7008　傳真：（02）2502-7676
E-mail：H2O@cite.com.tw　部落格：http://citeh2o.pixnet.net/blog/
發　　行／英屬蓋曼群島商家庭傳媒股份有限公司城邦分公司
台北市中山區民生東路二段 141 號 11 樓
書虫客服服務專線：02-25007718；25007719
24 小時傳真專線：02-25001990；25001991
服務時間：週一至週五上午 09:30 ～ 12:00；下午 13:30 ～ 17:00
讀者服務信箱：service@readingclub.com.tw
劃撥帳號／ 19863813；戶名：書虫股份有限公司
香港發行／城邦（香港）出版集團有限公司
香港灣仔駱克道 193 號東超商業中心 1 樓
電話：(852)2508-6231　傳真：(852)2578-9337
電郵：hkcite@biznetvigator.com
馬新發行／城邦（馬新）出版集團
41, Jalan Radin Anum, Bandar Baru Sri Petaling,
57000 Kuala Lumpur, Malaysia.
電話：(603) 90578822　傳真：(603) 90576622
電郵：cite@cite.com.my

美術設計／許瑞玲
內頁排版／陳喬尹
製版印刷／卡樂彩色製版印刷有限公司
初　　版／ 2016 年 7 月 21 日
定　　價／ 300 元

ISBN 978-986-93044-6-7